Karin Hahne

Medizinische Versorgungszentren und Integrierte Versorgung

Rechtsgrundlagen

D1718903

Karin Hahne

Medizinische Versorgungszentren und Integrierte Versorgung

Rechtsgrundlagen

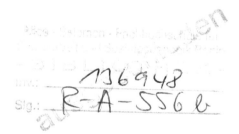
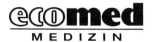

MEDIZIN

Dr. iur. Karin Hahne
MediConsult GbR
Kanzlei Dr. Hahne, Fritz, Bechtler und Partner
Fachanwältin für Medizinrecht
Niedenau 62
60325 Frankfurt am Main

Dieses Nachschlagewerk wurde erstellt unter Mitarbeit von Eva Maria Kochte, Vertragsreferentin bei MediConsult, und Andrea Thum, Rechtsanwältin, Berlin.

Herzlichen Dank
Dr. iur. Karin Hahne, im September 2005

Bibliografische Informationen Der Deutschen Bibliothek

Die Deutsche Bibliothek verzeichnet diese Publikation in der Deutschen Nationalbibliografie; detaillierte bibliografische Daten sind im Internet über <http://dnb.ddb.de> abrufbar.

Karin Hahne
Medizinische Versorgungszentren und Integrierte Versorgung
© 2005 ecomed MEDIZIN, Verlagsgruppe Hüthig Jehle Rehm GmbH
Justus-von-Liebig-Straße 1, 86899 Landsberg/Lech
Telefon 08191/125-0, Telefax 08191/125-292, Internet: http://www.ecomed.de
Satz: Fotosatz H. Buck, 84036 Kumhausen
Druck und Bindung: VeBu Druck + Medien GmbH, 88427 Bad Schussenried
ISBN 3-609-16363-1

Inhalt

Abkürzungsverzeichnis

a.a.O.	am angegebenen Ort	GbR	Gesellschaft bürgerlichen Rechts
Abs.	Absatz		
AG	Aktiengesellschaft	gem.	gemäß
Art.	Artikel	GewStG	Gewerbesteuergesetz
Ärzte-ZV	Zulassungsverordnung für Vertragsärzte	GG	Grundgesetz
		GKV	Gesetzliche Krankenversicherung
BGBl. I	Bundesgesetzblatt, Teil I		
BMGS	Bundesministerium für Gesundheit und soziale Sicherung	GmbH	Gesellschaft mit beschränkter Haftung
		GMG	Gesetz zur Modernisierung der Gesetzlichen Krankenversicherung
BMV-Ä	Bundesmantelvertrag-Ärzte		
BQS	Bundesgeschäftsstelle Qualitätssicherung gGmbH	GWG	Gesetz gegen Wettbewerbsbeschränkungen
		Hs.	Halbsatz
BSG	Bundessozialgericht	HVM	Honorarverteilungsmaßstab
Buchst.	Buchstabe		
bzw.	beziehungsweise	KG	Kommanditgesellschaft
EBM	Einheitlicher Bewertungsmaßstab	KHK	Koronare Herzkrankheit
		KStG	Körperschaftsteuergesetz
d.h.	das heißt	KV	Kassenärztliche Vereinigung
DMP	Disease Management Programm		
		MB/KK	Musterbedingungen für die Krankenversicherung
f.	folgende Seite oder folgender Paragraph		
		MBO-Ä	Musterberufsordnung für Ärzte
ff.	folgende Seiten oder folgende Paragraphen		

MBO-Ä alt	Musterberufsordnung in der bis zum 107. Deutschen Ärztetag gültigen Fassung	PartGG	Partnerschaftsgesellschaftsgesetz
		S.	Satz
MBO-Ä neu	Musterberufsordnung für Ärzte in der seit dem 107. Deutschen Ärztetag gültigen Fassung	SGB V	Fünftes Buch Sozialgesetzbuch
		SGB X	Zehntes Buch Sozialgesetzbuch
MedR	Medizinrecht (Zeitschrift)	SGG	Sozialgerichtsgesetz
MVZ	Medizinisches Versorgungszentrum	u.a.	unter anderem
		UstG	Umsatzsteuergesetz
Nr.	Nummer	vgl.	vergleiche
Nrn.	Nummern	Zahnärzte-ZV	Zulassungsverordnung für Vertragszahnärzte
OHG	offene Handelsgesellschaft		
		z.B.	zum Beispiel
PartG	Partnerschaftsgesellschaft		

Vorwort

Das deutsche Gesundheitswesen zeichnet sich durch strikte gesetzliche und vertragliche Vorgaben aus, die die oft beklagte Unbeweglichkeit des Systems zu verantworten haben. Es ist dabei verständlich, dass sich die beteiligten Leistungserbringer und Kostenträger inzwischen dem System so angepasst haben, dass Flexibilität und Wettbewerb fast vollständig verloren gegangen sind. Ausgangspunkt war die Erkenntnis, dass bei der demographischen Zukunft unserer Bevölkerung und bei dem medizinischen Fortschritt mit steigenden Gesundheitskosten zu rechnen ist. Von Seiten der Politik hat man befürchtet, dass die Bevölkerung in einem solidarisch finanzierten Gesundheitswesen auf die Dauer nicht mehr bereit ist, diese Kosten zu übernehmen, und ist dabei auf eine gesetzliche Vorgabe gekommen, die das Risiko dieser Kostenentwicklung weitgehend bei den Leistungserbringern, sprich den Ärzten, Krankenhäusern und sonstigen Beteiligten am Gesundheitswesen abliefert. Am einfachsten ging dies, indem man ein Budget festsetzte, das sich nach der Einnahmensituation der Kostenträger richtet und dabei die Leistungserbringer gleichzeitig verpflichtet, alle notwendigen Leistungen für dieses Geld zu erbringen, also auch den medizinischen Fortschritt abzubilden und die Mehrleistungen durch die demographische Entwicklung mit zu tragen. Wenn man die verschiedenen Regelungen in den verschiedenen Bereichen unseres Gesundheitswesens betrachtet, so findet man immer wieder diese Kombination von einnahmeorientierter Budgetierung mit bedarfsorientierter Leistungserbringung.

Die seit Jahrzehnten bestehende Teilung unseres Gesundheitswesens in verschiedene Versorgungsebenen, insbesondere in den ambulanten und stationären Bereichen, kommt diesem Ordnungsprinzip am nächsten. Man muss dann nur die verschiedenen Leistungen den verschiedenen Versorgungsebenen zuordnen, um die Finanzressourcen für die jeweilige Versorgungsebene als Budget zu definieren. Im Klartext heißt dies, dass für unser Gesundheitswesen die Zuordnung von Geld und Leistung zu den verschiedenen Versorgungsebenen von ganz entscheidender Bedeutung ist.

Natürlich gelingt es nicht, alle Leistungen nur einer Versorgungsebene zuzuordnen. Wie immer gibt es bei solchen gesetzlichen Vorgaben eine Grauzone, die man so lange tolerieren kann, wie sie für die Finanzierung und die Leistungserbringung im System ohne Bedeutung ist. Durch den technischen Fortschritt, vor allem bei der Narkose und operativen Verfahren, hat sich die

Zahl derjenigen Leistungen aber dramatisch und kontinuierlich vergrößert, die sowohl ambulant als auch stationär erbracht werden können. Die Indikation für die Leistung wird nicht mehr durch die Zuordnung zu einer Versorgungsebene, sondern durch die Indikation beim einzelnen Patienten bestimmt. Eine Operation kann man z.b. bei einem ansonsten gesunden Patienten ambulant erbringen, während ein multimorbider Patient einer stationären Behandlung bedarf. Der Eingriff selbst mit seiner Finanzierung bleibt aber gleich. Die Schnittmenge gleicher Leistungen in Klinik und Praxis ist auch bei aufwändigen Untersuchungen und Behandlungsverfahren immer größer geworden, sodass für die Politik Handlungsbedarf bestanden hat. Der Gesetzgeber hat deshalb sein oben erwähntes Ordnungsprinzip auflockern müssen und hat dabei eine Vielzahl von gesetzlichen Vorgaben gemacht. Diese sind in den verschiedenen Gesundheitsreformgesetzen immer wieder variiert worden. Es beginnt mit der vor- und nachstationären Behandlung im Krankenhaus, setzt sich fort mit den Vorgaben für das ambulante Operieren und mit der ambulanten Öffnung von Krankenhäusern für hoch spezialisierte Leistungen, seltene Krankheiten und besondere Krankheitsverläufe und findet seinen Höhepunkt in der Neuformulierung der §§ 140 a ff. SGB V bezüglich der Integrierten Versorgung.

Sehr viele Ideen der Politik sind nicht umgesetzt worden, weil man die Budgetierung weiter genutzt hat. Erst die Vorgaben der §§ 140 a ff. gehen von diesem Prinzip ab und eröffnen erstmals einen echten Wettbewerb bei Leistungserbringern und Kostenträgern. Im Prinzip sind alle vorher beschlossenen gesetzlichen Vorgaben an der Weiterführung der Budgetierung gescheitert.

Bei genauer Betrachtung eröffnet die Integrierte Versorgung entsprechend den §§ 140 a ff. damit für die Leistungserbringer und die Kostenträger eine neue Welt. Auch wenn vielen Betrachtern die juristischen Vorgaben für die Integrierte Versorgung noch sehr kompliziert erscheinen, so sind sie im Vergleich zu den Vorgaben des real existierenden Gesundheitswesen noch ausgesprochen übersichtlich. So hat sich bei der Umsetzung zahlreicher Integrationsverträge gezeigt, dass die Hauptschwierigkeiten weniger in den Verträgen selbst, sondern mehr an den Schnittstellen zu dem herkömmlichen überbürokratisierten und zu komplizierten Gesundheitswesen zu suchen sind. Es stellt sich dabei auch heraus, dass sich sowohl die Leistungserbringer als auch die Kostenträger mit dieser neuen Welt nicht leicht tun, da es zunächst immer bequemer ist, sich in eingefahrenen Bahnen zu bewegen. Zur Weiterführung der Integrationsversorgung ist deshalb bei allen Beteiligten ein kräftiger Innovationsschub notwendig.

Trotz dieser im System begründeten Schwierigkeiten für die Umsetzung der Integrationsverträge haben sie sich langsam aber kontinuierlich zu einer festen Größe entwickelt. Dass dabei eine Vielfalt von Vertragsvarianten sichtbar geworden ist, war Absicht des Gesetzgebers. Man wird aber in Zukunft sehen, welche Formen der Integrationsversorgung erfolgreich und umsetzbar sind. Hier wird auf Dauer sicher die Spreu vom Weizen getrennt.

Auffallend ist auch, dass sich am Anfang eines solchen Prozesses immer die Versorgungsebenen zusammen tun, die in ihrem Finanzierungssystem ähnlich sind. Insofern gibt es sehr viele Verträge zwischen Krankenhäusern und Rehabilitationseinrichtungen und entsprechend wenig Verträge zwischen der vertragsärztlichen Versorgungsebene und Krankenhäusern. Dies wird verständlich, weil solche Verträge die völlig differenten Abrechnungs- und Leistungswege der ambulanten und stationären Versorgung zusammenführen müssen. Dennoch ist hier eine besondere Kraftanstrengung notwendig, weil nur auf diesem Weg die kontraproduktive Trennung ambulant und stationär aufgeweicht werden kann. Hier wird der Gesetzgeber möglicherweise noch Erleichterungen einführen müssen, um solche Verträge zu fördern.

So sehr die Leistungserbringer Schwierigkeiten mit der Integrationsversorgung haben, um so leichter nähern sie sich einer anderen neuen Organisationsform, nämlich dem Medizinischen Versorgungszentrum. Auch wenn nach der derzeitigen gesetzlichen Konstruktion das medizinische Versorgungszentrum nicht viel mehr ist als eine bereits zurzeit mögliche fachübergreifende Gemeinschaftspraxis, so haben doch sehr viele Vertragsärzte und in der letzten Zeit auch Krankenhäuser die Gelegenheit benutzt, diese Struktur zur Zusammenarbeit zu nutzen. Das immer größer werdende wirtschaftliche Risiko des Vertragsarztes als Unternehmer in dem staatlich regulierten Gesundheitswesen versucht man abzumildern, indem man sich an einem Medizinischen Versorgungszentrum anstellen lässt und dennoch vertragsärztlich tätig sein kann. Diese Regelung ist offensichtlich mehr Vertragsärzten entgegengekommen, als dies den ärztlichen Körperschaften bewusst gewesen ist. Viele sehen das Medizinische Versorgungszentrum auch als eine Vorstufe zu einer Integrationsversorgung. Kostenträger hoffen, dass die Verhandlungen über die Integrierte Versorgung in dieser Organisationsform gebündelt werden können, sodass man nicht mit einer Vielzahl von Einzelärzten verhandeln muss.

Sicher hat die vergleichsweise hohe Akzeptanz des Medizinischen Versorgungszentrums auch einen psychologischen Grund. Verständlicherweise fürchten sich viele vor der neuen Welt der Integrationsversorgung, auch wenn sie wissen, dass das derzeitige System so auf die Dauer nicht bleiben kann. Das Medizinische Versorgungszentrum wird von vielen als Möglichkeit empfunden, einen Schritt in diese Richtung zu gehen, ohne gleich in die neue Welt eintreten zu müssen. Man darf gespannt sein, wie sich die Integrationsversorgung sowohl aus der Sicht des Gesetzgebers als auch bei den Leistungserbringern und Kostenträgern in ihrem Stellenwert entwickeln wird und ob Medizinische Versorgungszentren tatsächlich auf Dauer das Kooperationsmodell der Zukunft werden.

Dieses Buch soll allen helfen, sich in dieser neuen Welt der Gesundheitsversorgung besser zurechtzufinden.

Dr. med. Hans-F. Spies

Dr. med. Hans-F. Spies ist niedergelassener Kardiologe in Frankfurt und ärztlicher Direktor des belegärztlich geführten Bethanien-Krankenhauses.
Er ist Mitbegründer des MVZ am Bethanien-Krankenhaus und hat selbst Integrationsverträge verhandelt und abgeschlossen. Dr. Spies ist Mitglied des Gemeinsamen Bundesausschusses und im Vorstand des Berufsverband der Internisten vertreten. Von 2001 bis 2003 war Dr. Spies Vorsitzender der Kassenärztlichen Vereinigung in Hessen und bis Ende 2004 Mitglied im Vorstand der Kassenärztlichen Bundesvereinigung.

1. Medizinische Versorgungs-
zentren

1.1 Gesetzesgrundlage

Mit dem Gesetz zur Modernisierung der Gesetzlichen Krankenversicherung (GMG) vom 14.11.2003 (BGBl. I, 2190), das am 01.01.2004 in Kraft getreten ist, hat der Gesetzgeber durch Änderung des SGB V und der Ärzte-ZV die neue Versorgungsform der Medizinischen Versorgungszentren (MVZ) eingeführt.

Zentrale Vorschrift ist § 95 des fünften Buches des Sozialgesetzbuches (SGB V), der die MVZ als fachübergreifende ärztlich geleitete Einrichtungen definiert, in denen im Arztregister eingetragene Ärzte als Angestellte oder Vertragsärzte tätig sind. Die MVZ können sich jeder zulässigen Organisationsform bedienen und von allen Leistungserbringern, die aufgrund von Zulassung, Ermächtigung oder Vertrag an der medizinischen Versorgung der Versicherten teilnehmen, gegründet werden. Vertragsarztsitz des MVZ ist der Ort seiner Niederlassung.

Nach § 72 Abs. 1 S. 2 SGB V gilt das vierte Kapitel des SGB V (§§ 69 – 140 h), nämlich die Beziehungen der Krankenkassen zu den Leistungserbringern, soweit es sich auf Ärzte bezieht, grundsätzlich entsprechend für MVZ.

Ausdrückliche Regelungen zu den MVZ sind im SGB V enthalten in

- § 73 b Abs. 2 S. 2 Nr. 2 (hausarztzentrierte Versorgung),
- § 76 Abs. 1 S. 1 (Wahlfreiheit des Patienten),
- § 77 Abs. 3 (angestellte Ärzte als Mitglieder der KV),
- § 87 Abs. 2 a S. 1 und 2 (Fallpauschalen),
- § 95 d Abs. 5 (Fortbildungspflicht),
- § 101 Abs. 1 S. 1 Nr. 4 (Job-Sharing),
- § 101 Abs. 1 S. 6 (Versorgungsgrad),
- § 103 Abs. 4a (Zulassung, Nachbesetzung),
- § 135 a Abs. 2 (Qualitätssicherung),
- § 140 b Abs. 1 Nr. 3 (Integrierte Versorgung),
- § 311 Abs. 2 S. 2 (Gleichstellung mit bisherigen Einrichtungen nach § 311).

Die Ärzte-ZV ist gemäß § 1 Abs. 3 Ärzte-ZV auf MVZ entsprechend anzuwenden. § 32 b Abs. 1 S. 2 Ärzte-ZV hebt für das MVZ die zahlenmäßige Beschränkung der Anstellung von Ärzten auf.

1.2 Gesetzesbegründung (Bundestags-Drucksache 15/1525)

Ziel des Gesetzgebers ist es, sektorale Grenzen bei der medizinischen Versorgung zu überwinden. Durch die Ermöglichung eines Wettbewerbs zwischen verschiedenen Versorgungsformen sollen Patienten jeweils in der ihren Erfordernissen am besten entsprechenden Versorgungsform versorgt werden können. Zudem soll der Wettbewerb zwischen verschiedenen Versorgungsformen zur Beschleunigung der Innovation und der Erschließung von Effizienzreserven beitragen.

Mit der Neuregelung will der Gesetzgeber die Möglichkeit eröffnen, durch eine interdisziplinäre Zusammenarbeit von ärztlichen und nichtärztlichen Heilberufen den Patienten eine Versorgung „aus einer Hand" anzubieten. Der Vorteil der neuen Versorgungsform soll insbesondere in der Erleichterung der engen Kooperation unterschiedlicher ärztlicher Fachgebiete untereinander sowie mit nichtärztlichen Leistungserbringern liegen. Außerdem soll durch die Neuregelung insbesondere jungen Ärzten die Gelegenheit gegeben werden, an der vertragsärztlichen Versorgung teilzunehmen, ohne die mit einer Praxisgründung verbundenen wirtschaftlichen Risiken eingehen zu müssen.

Gerade aber auch für Krankenhäuser, also die stationären Leistungserbringer, bietet die Einrichtung und der Betrieb eines MVZ erweiterte Möglichkeiten. Sie haben damit die Chance, sich auf dem ambulanten Leistungssektor zu etablieren.

1.3 Gesetzgebungskompetenz des Bundes

Es wird unter Juristen diskutiert (s. Wigge, MedR 2004, 1 ff.; Ratzel, ZMGR 2004, 63 ff.) und kann letztlich nur vom Bundesverfassungsgericht entschieden werden, ob der Bundesgesetzgeber berechtigt war, Regelungen zur Organisationsform der MVZ zu treffen. Bedeutung erlangt diese Frage, weil § 95 SGB V „alle zulässigen Organisationsformen" für die MVZs vorsieht, mithin auch die GmbH, die nach *einigen* Heilberufsgesetzen der Länder – bislang – ausdrücklich verboten ist, z.B. in Bayern und Sachsen. Der Bundesgesetzgeber darf die Organisationsform regeln, sofern dieser Bereich zum Sozialversicherungsrecht gehört, welches der konkurrierenden Gesetzgebungskompetenz des Bundes nach Art. 74 Abs. 1 Nr. 12 GG unterfällt. Danach dürfen die Länder nur so lange – abweichende – Gesetze erlassen, bis der Bund die Regelungskompetenz an sich zieht. Misst man dem Gebiet jedoch im Wesentlichen einen berufsrechtlichen Gehalt zu, unterfällt es der ausschließlichen Gesetzgebungskompetenz der Länder nach Art. 70 Abs. 1 GG.

Erkennt man wegen eines sozialversicherungsrechtlichen Schwerpunktes eines MVZ die Gesetzgebungskompetenz des Bundes an, geht die bundesgesetzliche Regelung nach Art. 31 GG den landesgesetzlichen Regelungen vor. Dies gilt allerdings nur in dem Umfang, wie die Bundesgesetzgebungskompetenz reicht, also nur für den sozialrechtlichen Bereich. Dies hat zur Folge, dass in Ländern, deren Kammer- und Heilberufsgesetze sowie Berufsordnungen Verbote der Ausübung ärztlicher Praxis in der Rechtsform der juristischen Person vorsehen bzw. die Niederlassung in eigener Praxis erfordern, ein MVZ in der Rechtsform der GmbH oder AG zwar vertragsärztliche, nicht aber privatärztliche Leistungen vornehmen und abrechnen darf, solange die Landesgesetze dies nicht entsprechend vorsehen. Sofern die Ländergesetze Verbote mit Erlaubnisvorbehalten vorsehen, könnte die privatärztliche Tätigkeit z.B. über eine Genehmigung der Ärztekammer ermöglicht werden. (Zur Abrechnung privatärztlicher Leistungen im MVZ – siehe Kapitel 1.11.1.2).

1.4 Änderung der Musterberufsordnung und der Berufsordnungen der Länder

Die durch das GMG im Vertragsarztrecht weitreichend eingetretenen Veränderungen haben im Mai 2004 auf dem 107. Deutschen Ärztetag in Bremen dazu geführt, dass die Musterberufsordnung umfassend reformiert wurde. Neben der Verbesserung der Wettbewerbsfähigkeit der niedergelassenen Ärzte im Vergleich zu anderen Leistungsanbietern im Gesundheitswesen, z.B. MVZs, sollte vor allem auch die organisatorische Gestaltung von Kooperationen dem Zeitgeist entsprechend erleichtert werden.

Zur Entfaltung der Wirksamkeit bedarf es allerdings der Umsetzung der Musterberufsordnung in die Landesberufsordnungen. Die Musterberufsordnungen (MBO) wurden bisher in Baden-Württemberg, Bayern, Berlin, Brandenburg, Bremen, Hamburg, Hessen, Mecklenburg-Vorpommern, Niedersachsen, Nordrhein, Rheinland-Pfalz, Saarland, Sachsen, Sachsen-Anhalt, Schleswig-Holstein, Thüringen und Westfalen-Lippe weitestgehend in die dort geltenden Berufsordnungen aufgenommen, soweit andere landesgesetzliche Regelungen, wie z.B. die Heilberufegesetze, dem nicht entgegenstehen.

Die wesentlichen Neuerungen der Berufsordnung sind u.a.:

- Ein Arzt darf künftig an bis zu zwei weiteren Orten tätig sein kann. Dazu heißt es in § 17 Abs. 2 MBO: „Ärztinnen und Ärzten ist es gestattet, über den Praxissitz hinaus an zwei weiteren Orten ärztlich tätig zu sein. Ärztinnen und Ärzte haben Vorkehrungen für eine ordnungsgemäße Versorgung ihrer Patientinnen und Patienten an jedem Ort ihrer Tätigkeiten zu treffen." Diese Regelung löst die Unterscheidung zwischen Zweigpraxis und ausgelagerter Praxisstätte ab. Von einer ausgelagerten Praxisstätte spricht man dann, wenn die Leistungen, die in der ausgelagerten Praxisstätte erbracht werden sollen, nicht auch in der Hauptpraxis erbracht werden, eine Leistungsidentität folglich nicht vorliegt. In der ausgelagerten Praxisstätte werden in räumlicher Nähe zum Ort der Niederlassung unterhaltene Untersuchungs- und Behandlungsräume ausschließlich für spezielle Untersuchungen oder Behandlungen verstanden, in denen Patienten nach Aufsuchen der Praxis des Arztes versorgt werden. Werden die gleichen Leistungen sowohl in der Hauptpraxis als auch einer weiteren Praxisstätte erbracht, spricht man von einer Zweigpraxis. *Nach § 18 Abs. 1 MBO alt bzw. den zum Teil noch gültigen Berufsordnungen der Länder ist daneben die Genehmigung der Ärztekammer notwendig, die nur bei einem Bedürfnis der Zweigpraxis (Sprechstunde) für die Sicherstellung der ärztlichen Versorgung der Bevölkerung erteilt wird.* § 18 Abs. 2 MBO alt regelt für ausgelagerte Praxisstätten hingegen lediglich eine Anzeigepflicht gegenüber der Ärztekammer. *Mit der Neufassung der MBO-Ä hat der 107. Deutsche Ärztetag die Unterscheidung von Zweigpraxis und ausgela-gerter Praxisstätte vollständig aufgegeben und § 18 MBO in der alten Fassung gestrichen. Nunmehr wird in § 17 Abs. 2 MBO neu Ärzten ausdrücklich gestattet, über den Praxissitz hinaus an zwei weiteren Orten ärztlich tätig zu sein, wobei sie Vorkehrungen für die ordnungsgemäße Versorgung ihrer Patienten an jedem Ort ihrer Tätigkeit zu treffen haben. Vertragsarztrechtlich ist die Praxisgestaltung gemäß § 17 Abs. 2 MBO bislang – noch – nicht uneingeschränkt zulässig; hier besteht nach wie vor die Genehmigungspflicht durch die Kassenärztliche Vereinigung zum Führen einer Zweigpraxis sowie die Beachtung der Regelungen zur ausgelagerten Praxisstätte im Bundesmantelvertrag-Ärzte.*

- Ein Arzt darf nach § 18 MBO mehreren Berufsausübungsgemeinschaften angehören; es ist nun auch die Bildung von Teilgemeinschaftspraxen (§ 18 Abs. 1) oder auch überörtlicher Gemeinschaspraxen (§ 18 Abs. 3) möglich, auch bei unmittelbar patientenbezogener Tätigkeit. Mit der Möglichkeit, mehreren Berufsausübungsgemeinschaften anzugehören, wird zum Beispiel die Zugehörigkeit zu zwei Gemeinschaftspraxen erlaubt.
Durch die Gründung einer Teilgemeinschaftspraxis (§ 18 Abs. 1) wird nunmehr die Kooperation mehrerer Ärzte, begrenzt auf bestimmte Leistungen, ermöglicht. Eine überörtliche Gemeinschaftspraxis bedeutet

eine rechtlich und wirtschaftlich einheitliche Praxis mit zwei Standorten. Diese Änderungen gelten zunächst für den rein privatärztlichen Teil der Praxis. Für den vertragsärztlichen Teil sind folgende zusätzliche Erfordernisse zu beachten:

Eine Teilgemeinschaftspraxis war im kassenärztlichen Bereich bislang nur bei gerätebezogenen Leistungen nach § 15 Abs. 3 Bundesmantelvertrag zulässig. Der Zulassungsausschuss muss diese Kooperationsform genehmigen. Dass die Zulassungsausschüsse, die schon in der Vergangenheit restriktiv mit Genehmigungen von Teilgemeinschaftspraxen waren, diese ohne weitere Änderung der vertragsarztrechtlichen Vorschriften auch bei nicht gerätebezogenen Leistungen genehmigen, ist eher unwahrscheinlich.

Anders verhält es sich bei überörtlichen Gemeinschaftspraxen. Hier bestimmt § 33 Abs. 2 Ärzte-ZV, dass überörtliche Gemeinschaftspraxen zu genehmigen sind, wenn die landesrechtlichen Vorschriften (Berufsordnungen der Länder) dem nicht entgegenstehen. Da die – geänderten – Berufsordnungen der Länder nunmehr auch bei patientenbezogener Tätigkeit eine überörtliche Gemeinschaftspraxis zulassen, sind diese ohne weitere Änderungen im Sozialrecht genehmigungsfähig.

Die Zulassungsausschüsse tun sich jedoch mit überörtlichen Gemeinschaftspraxen, die die Planungsbereiche überschreiten, schwer. Herangezogen wird hier das Urteil des Bundessozialgerichts vom 16.07.03 (B 6 KA 49/02), in dem jedoch nur eine KV-bereichsübergreifende Kooperation abgelehnt wurde. Die weitere Entwicklung der Spruchpraxis der Zulassungsgremien bleibt hier abzuwarten.

- Die kooperative Berufsausübung mit anderen selbständig tätigen und zur Berufsausübung befugten Berufsangehörigen anderer akademischer Heilberufe oder staatlicher Ausbildungsberufe im Gesundheitswesen ist ausgeweitet worden. Die Zusammenarbeit – auch wenn es sich dabei lediglich um bestimmte Einzel- oder Teilleistungen handelt – wird nicht enumerativ auf die einzelnen Berufsgruppen beschränkt; ausreichend ist gem. § 23 b MBO „ein gleichgerichteter oder integrierender diagnostischer oder therapeutischer Zweck" zur gemeinsamen Zusammenarbeit.

- Die Anstellung von Fachärzten gleicher und auch anderer Fachrichtung ist nun zulässig gem. § 19 MBO. Hierbei ist zu beachten, dass § 32 b Ärzte-ZV im vertragsärztlichen Bereich nach wie vor nur die Anstellung eines Arztes in der Praxis nur im Job-Sharing ermöglicht und auf einen ganztags bzw. höchstens zwei halbtags beschäftigte Ärzte auf dasselbe Fachgebiet beschränkt. In den Bedarfsplanungs-Richtlinien sind die Bestimmungen zur Frage der übereinstimmenden Fachgebiete geregelt sowie die Voraussetzungen und das Verfahren für Leistungsbeschränkungen der Praxistätigkeit in quantitativer und qualitativer Hinsicht festgelegt.

Die einzige derzeitige Möglichkeit der Anstellung von Ärzten anderer Fachgebiete im vertragsärztlichen Bereich außerhalb von Job-Sharing ist für die MVZs gegeben. Sofern die Gründer des MVZs niedergelassene Vertragsärzte sind, können sie, sofern die erforderlichen KV-Sitze vorhanden sind, Ärzte anderer Fachrichtung im MVZ anstellen und beschäftigen. Es liegt ein Arbeitsentwurf des BMGS zur Änderung des SGB V und der Zulassungsverordnung vor, wonach die Anstellung von Ärzten auch in der Praxis auf eine freie Stelle ermöglicht werden soll. Das weitere Schicksal dieses Entwurfes bleibt abzuwarten.

- Weiterhin können Ärzte nun gemäß § 23 a MBO auch in der Form der juristischen Person des Privatrechts (z.B. GmbH oder AG) ärztlich tätig sein. Bislang war die gemeinsame ärztliche Tätigkeit nur in Form der Gesellschaft bürgerlichen Rechts möglich oder in Form der Partnerschaftsgesellschaft. § 23 a MBO setzt die Rechtsform der juristischen Person voraus, dass in der Ärztegesellschaft nur Ärzte sowie die in § 23 b genannten Berufe Gesellschafter sein können. Zudem muss gewähr-

leistet sein, dass die Gesellschaft verantwortlich von Ärzten geführt wird und mehrheitlich Ärzte Geschäftsführer sind. Die Mehrheit der Gesellschaftsanteile und der Stimmrechte muss den Ärzten zustehen und Dritte dürfen nicht am Gewinn beteiligt sein, zudem muss eine ausreichende Berufshaftpflichtversicherung für jeden in der Gesellschaft tätigen Arzt bestehen.

1.5 Gründungsebene des MVZ

Gemäß § 95 Abs. 1 S. 3, 2. Hs. SGB V kann das MVZ von den Leistungserbringern, die aufgrund von Zulassung, Ermächtigung oder Vertrag an der medizinischen Versorgung der Versicherten teilnehmen, gegründet werden. Als Gründer kommen also die „Versorger" im Rahmen der GKV in Betracht, d.h. die Leistungserbringer, die in einem Rechtsverhältnis zu den gesetzlichen Krankenkassen stehen.

1.5.1 Gründer

Mögliche Gründer sind:

- Vertragsärzte,
- Vertragspsychotherapeuten,
- ermächtigte Krankenhausärzte,
- ermächtigte andere Ärzte und Psychotherapeuten,
- ermächtigte Ärzte und Einrichtungen auf der Grundlage des BMV-Ä,

- Träger von Einrichtungen nach § 311 SGB V (ärztlich geleitete Gesundheitseinrichtungen im Beitrittsgebiet, wie Polikliniken, Ambulatorien),
- ermächtigte Träger von Einrichtungen nach §§ 117 (Hochschulambulanzen), 118 (Psychiatrische Institutsambulanzen), 119 (Sozialpädiatrische Zentren) SGB V,
- Krankenhausträger (§ 108 SGB V),
- Vorsorge- und Rehabilitationseinrichtungen (§§ 111, 111 a SGB V),
- Heilmittelerbringer (§ 124 SGB V, insbesondere Erbringer von Leistungen der physikalischen Therapie, der Sprachtherapie oder der Ergotherapie), z.B. Physiotherapeuten
- Hilfsmittelerbringer (§ 126 SGB V, z.B. Augenoptiker),
- Apotheken (§ 129 SGB V),
- Leistungserbringer nach §§ 132 a Abs. 2, 132 c Abs. 1 SGB V (häusliche Krankenpflege, sozialmedizinische Nachsorgemaßnahmen),
- Vertragszahnärzte, ermächtigte Zahnärzte.

Diese Beschränkung des zur Gründung des MVZ befähigten Personenkreises soll nach dem Willen des Gesetzgebers eine primär an medizinischen Vorgaben orientierte Führung der Zentren gewährleisten und somit verhindern, dass Dritte aus rein wirtschaftlichen Interessen Einfluss auf die medizinische Versorgung nehmen.

1.5.2 Kapitalgeber

Hersteller pharmazeutischer Erzeugnisse oder Medizin-Produkte-Hersteller sind somit keine möglichen Gründer eines MVZ und damit keine möglichen Gesellschafter; auch eine mittelbare Beteiligung ist nicht zulässig. Ihr Engagement kann sich somit nur auf eine rein kapitalgebende Funktion außerhalb einer Gesellschafterstellung beschränken, welche insbesondere die ärztliche Leitung des MVZ unberührt lässt. Eine zumindest faktische Weisungsbefugnis außerhalb des medizinischen Bereichs durch den Kapitalgeber wird wohl zulässig sein.

Zwar ist durch die Änderung der Berufsordnung – soweit nicht die Heilberufegesetze entgegenstehen – die ärztliche Tätigkeit in Form einer juristischen Person gestattet. Voraussetzung ist aber u.a. die Gewährleistung, dass Dritte nicht am Gewinn der Gesellschaft beteiligt sind (§ 23 a Abs. 1 S. 4 Buchst. c MBO-Ä).

1.5.3 Beibehalten der Gründungsvoraussetzungen

Die Gründungsvoraussetzung des § 95 Abs. 1 S. 3, 2. Hs. SGB V müssen während des gesamten Bestehens des MVZ vorliegen, andernfalls ist ihm nach § 95 Abs. 6 S. 2 SGB V die Zulassung zu entziehen. Diese Vorschrift stellt zum einen sicher, dass auch nach der Gründung keine Gesellschafter außerhalb des genannten Gründerkreises aufgenommen werden dürfen und zum anderen, dass die Gründer während der gesamten Dauer des MVZ bzw. ihrer Zugehörigkeit zur Gesellschaft die Gründereigenschaft beibehalten müssen.

Nach dem Wortlaut dieser Vorschrift wäre beispielsweise dem MVZ die Zulassung zu entziehen, wenn ein an der Gründung beteiligter Vertragsarzt auf seine Zulassung verzichtet, um im MVZ als angestellter Arzt tätig zu sein. § 103 Abs. 4 a S. 1 SGB V gibt aber gerade für diesen Fall dem Arzt einen Rechtsanspruch auf Genehmigung der Anstellung im MVZ. Es stellt sich also die Frage, ob er, um die Zulassung des MVZ nicht zu gefährden, aus der Gesellschaft ausscheiden muss. Dies würde insbesondere bei Zwei-Personen-Gesellschaften zu Problemen führen.

Das Bundesministerium für Gesundheit und soziale Sicherung hält dies nicht für erforderlich. Nach dem Willen des Gesetzgebers solle der Arzt die freie Wahl zwischen der Tätigkeit im MVZ als Vertragsarzt oder als angestellter Arzt haben. Wähle er die Anstellung, dürfe diese Entscheidung gegenüber der anderen Option nicht benachteiligt werden. Die Erfordernis des dauerhaften Fortbestehens der Gründungsvoraussetzungen solle die primär an medizinischen Vorgaben orientierte Führung des MVZ gewährleisten und verhindern, dass die Gesellschaftsanteile an fachfremde kommerzielle Betreiber veräußert werden. Solange der angestellte Arzt auch Gesellschafter sei, liege keine Umge-

hung der Gründungsvoraussetzung und damit kein Grund für die Entziehung der Zulassung vor (Schreiben d. BMGS v. 19.01.2004). Bei eventuellen abweichenden Entscheidungen der Zulassungsausschüsse muss die Rechtsprechung der Sozialgerichte abgewartet werden!

1.6 Tätigkeitsebene des MVZ

Von der Gründungsebene des MVZ zu unterscheiden ist die Tätigkeits- oder Versorgungsebene. Nach § 95 Abs. 1 S. 2 SGB V dürfen in MVZ nur in das Arztregister eingetragene Ärzte und Psychotherapeuten als Angestellte oder Vertragsärzte tätig sein.

Dieser Personenkreis ist also deutlich enger als der der möglichen Gründer; einige der Gründer dürfen im MVZ weder als Angestellte noch in sonstiger Weise tätig sein. So kann z.B. der ermächtigte Krankenhausarzt generell nur als Krankenhausarzt an der vertragsärztlichen Versorgung teilnehmen; eine Mitarbeit im MVZ scheidet daher nach Auffassung der kassenärztlichen Bundesvereinigung aus. Dem Apotheker ist aus berufsrechtlichen Gründen die Teilnahme an der vertragsärztlichen Versorgung nicht gestattet. Nichtärztliche Leistungserbringer können aber im MVZ auf ihrem jeweiligen Leistungsgebiet tätig sein, wenn sie die Voraussetzungen hierfür erfüllen. Das MVZ besteht dann in der Form der medizinischen Kooperationsgemeinschaft (näher siehe Punkt 1.12.7).

1.6.1 Eintragung ins Arztregister

Die Eintragung in das Arztregister der zuständigen KV ist in §§ 95 Abs. 2 S. 3, 95 a SGB V und § 3 Ärzte-ZV geregelt und setzt neben der Approbation eine abgeschlossene Weiterbildung (als Arzt für Allgemeinmedizin oder Facharzt) voraus.

1.6.2 Altersgrenzen

Für die Anstellung als Arzt im MVZ (wie auch bei der Anstellung in der Vertragsarztpraxis, die – derzeit noch – nur im Rahmen von Job-Sharing möglich ist) besteht die Altersgrenze von 55 Jahren nicht mehr, da die vor Inkrafttreten des GMG geltende entsprechende Anwendung des § 25 Ärzte-ZV (Zulassung nur bis zum vollendeten 55. Lebensjahr) auf angestellte Ärzte in § 32 b Ärzte-ZV gestrichen wurde. Die Anstellung des Arztes im MVZ endet nach § 95 Abs. 7 S. 7 SBG V mit Vollendung des 68. Lebensjahres.

1.6.3 Teilung des Sitzes

Nach § 32 b Abs. 1 S. 2 Ärzte-ZV gilt die dem Vertragsarzt obliegende Anstellungsbeschränkung des Satzes 1 auf einen ganztags oder höchstens zwei halbtags beschäftigte Ärzte desselben Fachgebietes nicht für das MVZ. Ein Sitz

im MVZ kann auf bis zu vier Ärzte in Teilzeit aufgespalten werden. Bei einem Tätigkeitsumfang bis zu 10 Stunden/Woche gilt ein Anrechnungsfaktor von 0,25, bei über 10 bis 20 Stunden/Woche der Anrechnungsfaktor von 0,5, bei über 20 bis 30 Stunden/Woche der Anrechnungsfaktor 0,75 und ab einem Beschäftigungsumfang von mehr als 30 bis maximal 40 Stunden/Woche der Anrechnungsfaktor 1,0 gemäß Bedarfsplanungs-Richtlinien-Ärzte 8. Abschnitt Nr. 38.

1.6.4 Angestellte Ärzte

Die angestellten Ärzte des MVZ sind nach §§ 77 Abs. 3, 95 Abs. 3 S. 2 SGB V Mitglieder der für den Vertragsarztsitz des MVZ zuständigen Kassenärztlichen Vereinigung. Die Anstellung bedarf der Genehmigung des Zulassungsausschusses, § 95 Abs. 2 S. 5 SGB V. (Zur Bedarfsplanung siehe Punkt I 13.). Nach § 95 d Abs. 5 SGB V sind die angestellten Ärzte zur Fortbildung verpflichtet. Die Qualitätssicherungsvorschriften des § 135 SGB V gelten gemäß § 95 Abs. 2 S. 8 SGB V für sie entsprechend.

1.6.5 Vertragsärzte und Angestellte im MVZ

Nach § 95 Abs. 1 S. 2 SGB V sind die Ärzte im MVZ als Angestellte oder Vertragsärzte tätig. Da nach § 33 Abs. 2 Ärzte-ZV die gemeinsame Ausübung der vertragsärztlichen Tätigkeit nur unter Vertragsärzten zulässig ist, wird die Meinung vertreten, dass Vertragsärzte nicht neben angestellten Ärzten im gleichen MVZ tätig sein dürfen (s. Wigge, a.a.O.). Nach Auffassung des Bundesministeriums für Gesundheit und soziale Sicherung stellt die gemeinsame Tätigkeit von Vertragsärzten und angestellten Ärzten in einem MVZ keine gemeinsame Berufsausübung im Sinne des § 33 Abs. 2 Ärzte-ZV dar, da diese die gleichberechtigte, selbständige Tätigkeit voraussetze. Es erachtet es deshalb für zulässig, wenn Vertragsärzte ein MVZ gründen, in diesem als Vertragsärzte selbst tätig sind und weitere Ärzte anstellen (Schreiben des BGMS v. 12.05.2004). Dies entspricht inzwischen auch der üblichen Genehmigungspraxis der Zulassungsausschüsse in den einzelnen Landes-KVen.

1.7 Fachübergreifende Versorgung

Die gesetzliche Vorgabe des MVZ als fachübergreifende Einrichtung in § 95 Abs. 1 S. 2 SGB V betrifft nicht die Gründungs- sondern die Versorgungsebene. An der von dem MVZ geleisteten vertragsärztlichen Versorgung müssen daher mindestens zwei Ärzte unterschiedlicher Fachgebiete beteiligt sein. Dies ist gewährleistet, wenn die Ärzte verschiedenen Fachrichtungen nach dem Weiterbildungsrecht bzw. verschiedenen Versorgungsfunktionen im Sinne der hausärztlichen/fachärztlichen Versorgung angehören.

Das MVZ kann durch Fachärzte, welche nur an der hausärztlichen Versorgung teilnehmen, an der hausärztlichen Versorgung und durch Fachärzte, die nur an der fachärztlichen Versorgung teilnehmen, an dieser teilnehmen.

Nicht als fachübergreifend wird die Tätigkeit eines Allgemeinmediziners und eines hausärztlich tätigen Internisten angesehen werden können; anders, wenn der Internist fachärztlich tätig ist. Auch die Kombination eines hausärztlich tätigen mit einem fachärztlich tätigen Internisten ist zulässig.

Kinderärzte stellen in Verbindung mit anderen Hausärzten (Allgemeinärzte/ Internisten) eine fachübergreifende Versorgung in der hausärztlichen Versorgung sicher bzw. decken auch andere Versorgungsinhalte ab.

Eine Unterscheidung der beteiligten Ärzte in den Schwerpunktsbezeichnungen ist nicht ausreichend. So erkennen die meisten Zulassungsausschüsse z.B. die Kombination von Internisten mit den Schwerpunktbezeichnungen Kardiologie und Gastroenterologie nicht als fachübergreifend an. Dies wird entweder mit einer entsprechenden Änderung des SGB V möglich oder bei Anerkennung der einzelnen Schwerpunkte als eigenes Fachgebiet in den Weiterbildungsordnungen.

Ebenfalls als nicht fachübergreifend gilt der Zusammenschluss eines Internisten mit der Schwerpunktbezeichnung Pneumologie mit einem Arzt der alten Facharztbezeichnung Lungenarzt, auch wenn eine solche Gemeinschaftspraxis möglicherweise von der KV bislang als fachübergreifend geführt wurde. Ebenso wenig ist die Zusammenarbeit eines ärztlichen und eines psychologischen Psychotherapeuten ausreichend. In Zweifelsfällen ist es ratsam, vor der endgültigen Planung des MVZ die Geschäftsstelle des Zulassungsausschusses nach deren Auffassung zu befragen.

Sehr unterschiedlich wird von den Zulassungsausschüssen bei den kassenzahnärztlichen Vereinigungen das fachübergreifende Element interpretiert. Wird in einigen Bereichen die klassische zahnärztliche Tätigkeit neben der Tätigkeit der Oralchirurgen als fachübergreifend akzeptiert, lehnt z.B. die KZV Hessen dies mit der Begründung ab, es gäbe keine fachübergreifende Tätigkeit bei Zahnärzten, da sich der Oralchirurg nur auf einen bestimmten Bereich beschränkt habe, aber auf dem gleichen Fachgebiet tätig sei wie der Zahnarzt.

Das Gesetz setzt nicht voraus, dass die gewählte Kombination von Fach- und Versorgungsrichtungen sinnvoll ist, insbesondere ist – aus Rechtsgründen – also kein Ineinandergreifen der Tätigkeiten der Beteiligten in diagnostischer oder therapeutischer Hinsicht erforderlich. Das fachübergreifende Element muss immer in der *ärztlichen bzw. psy*chotherapeutischen Versorgungsebene liegen. Die Kombination eines Arztes und eines Physiotherapeuten als medizinische Kooperationsgemeinschaft ist nicht ausreichend.

1.8 Ärztliche Leitung des MVZ

Mindestens ein Geschäftsführer oder Vorstand der Gesellschaft muss Arzt sein. Angehörige anderer Berufe können daneben Geschäftsführer bzw. Vorstand sein, dürfen aber nicht zur Erteilung von Weisungen im medizinischen Bereich befugt sein.

Der ärztliche Leiter des MVZ ist dem ärztlichen Dienst eines Krankenhauses vergleichbar (vgl. Wigge, a.a.O.). Er muss im Hinblick auf medizinische Maßnahmen weisungsunabhängig vom Träger des MVZ sein und trägt die Verantwortung für die von den angestellten Ärzten erbrachten ärztlichen Leistungen. Der ärztliche Leiter gewährleistet die Wahrnehmung der vertragsärztlichen Pflichten. Die ärztliche Leitung eines MVZ, das ausschließlich mit angestellten Ärzten betrieben wird, kann auch einem Angestellten übertragen werden. Allerdings ist darauf zu achten, dass hinsichtlich des Weisungsrechts des ärztlichen Leiters in ärztlichen Angelegenheiten die Fachgebietsidentität zu wahren ist; somit besteht medizinisches Weisungsrecht nur innerhalb des gleichen Fachgebiets.

1.9 Rechtsform des MVZ

Nach § 95 Abs. 1 S. 3 SGB V können sich die MVZ aller zulässigen Organisationsformen bedienen. Grundsätzlich können MVZ somit in Form von Gesamthandgemeinschaften und juristischen Personen des Privatrechts (z.B. GmbH oder AG) gegründet werden, sofern dem keine sonstigen gesetzlichen Regelungen entgegenstehen. Nicht zulässig ist deshalb die Gründung eines MVZ in Form einer offenen Handelsgesellschaft (oHG) oder Kommanditgesellschaft (KG), da nach § 1 Abs. 2 BÄO der ärztliche Beruf kein Gewerbe ist. Ebenfalls unzulässig ist die Rechtsform der Genossenschaft, weil diese einen offenen Mitgliederkreis hat. Für die ausschließliche ärztliche Tätigkeit des MVZ im Rahmen der GKV ist dieses qua Gesetz – ohne Änderung der Berufsordnung (vergl. oben Punkt 1.3) – berechtigt, die Rechtsform einer juristischen Person des Privatrechts zu wählen.

1.9.1 Personengesellschaften

Das MVZ kann als Gesellschaft bürgerlichen Rechts (GbR) oder Partnerschaftsgesellschaft (PartG) gegründet werden. Diese Gesellschaftsformen stehen jedoch nur den Vertragsärzten offen, alle nichtärztlichen Gründer müssen sich der Rechtsform einer juristischen Person des Privatrechts bedienen, da sie als natürliche Personen keine Ärzte zur Verrichtung ärztlicher Tätigkeiten anstellen dürfen.

1.9.2 Kapitalgesellschaften

Die Gründung des MVZ als Gesellschaft mit beschränkter Haftung (GmbH) oder Aktiengesellschaft (AG) ist nach § 95 Abs. 1 S. 3 SGB V zulässig. Wie bereits ausgeführt, stehen jedoch noch in einigen wenigen Bundesländern landesrechtliche Vorschriften der Ausübung der ärztlichen Tätigkeit in der Rechtsform einer juristischen Person entgegen, weshalb in diesen Ländern das MVZ als GmbH oder AG derzeit zwar vertragsärztliche, nicht aber privatärztliche Leistungen erbringen kann.

1.9.2.1 GmbH

In § 18 Abs. 2 der Neufassung MBO-Ä wird Ärzten die gemeinsame Berufsausübung in allen für den Arztberuf zulässigen Gesellschaftsformen gestattet, wenn ihre eigenverantwortliche, medizinisch unabhängige sowie nicht gewerbliche Berufsausübung gewährleistet ist. § 23 a Abs. 1 S. 1 der Neufassung lässt ausdrücklich die ärztliche Tätigkeit der Ärzte in der Form der juristischen Person des Privatrechts zu. Soweit widersprechende Landesgesetze entgegenstehen, bedarf es deren Änderung. Nach der entsprechenden Anpassung der Landesberufsordnungen bzw. der Heilberufsgesetze der Länder wären nicht nur das MVZ in Form der GmbH berechtigt, auch privatärztlich tätig zu sein, niedergelassene Ärzte wären auch außerhalb der Teilnahmeform des MVZ berechtigt, sich in GmbHs zusammenzuschließen. Damit wird den Ärzten die

Möglichkeit gegeben, mit MVZs gleichzuziehen. (Zur privatärztlichen Abrechnung von MVZ siehe Punkt 1.11.1).

1.9.2.2 Vorteile der GmbH

Wie erwähnt, ist die MVZ-Gründung derzeit in Form der GmbH jedenfalls für den Bereich der vertragsärztlichen Tätigkeit zulässig. Sie setzt zwar ein Mindestkapital von 25.000 € voraus, bietet Ärzten als Gründern gegenüber anderen Rechtsformen aber größere Gestaltungsmöglichkeiten.

So kann ein einzelner Vertragsarzt alleine persönlich – nach der Spruchpraxis der meisten Zulassungsausschüsse – kein MVZ gründen, er müsste sich – um eine zulässige Organisationsform wie z.B. die GbR zu erreichen – mit mindestens einem weiteren Leistungserbringer zusammenschließen, da die meisten Gesellschaftsformen mehr als einen Gesellschafter voraussetzen. Um das Ziel der alleinigen Beherrschung des MVZ zu erreichen, kann der Vertragsarzt aber eine Einmann-GmbH gründen, die dann der Träger des MVZ ist.

Ein Vertragsarzt, der das MVZ als GmbH (mit-)gegründet hat, kann von der GmbH angestellt werden, sei es als Geschäftsführer oder sonstiger Angestellter. Grundsätzlich sind wegen der durch die Rechtsprechung anerkannten eigenen Rechtspersönlichkeit der GbR bzw. der juristischen Selbständigkeit der PartG nach § 7 Abs. 2 PartGG auch diese in der Lage, selbst Verträge, also auch Anstellungsverträge, zu schließen. Es erscheint aber unsicher, ob die Zulassungsausschüsse wegen der Personenidentität des Gesellschafters mit dem Anzustellenden einen derartigen Anstellungsvertrag genehmigen würden. Bei der GmbH ist die Anstellung eines solchen Gesellschafters anerkannt.

1.9.2.3 Haftung

Die Haftung der GmbH ist auf ihr Stammkapital (mindestens 25.000 €) beschränkt, erstreckt sich also nicht auf das persönliche Vermögen der Gesellschafter. Eine weitergehende Haftung kann jedoch in der Gründungsphase eingreifen sowie nach den Grundsätzen der Kapitalerbringung und -erhaltung. Die Haftungsbeschränkung gilt nicht im Bereich der Arzthaftpflicht, wohl aber z.B. für Verbindlichkeiten aus der Anschaffung von Geräten.

1.9.2.4 Bilanzierungspflicht

Die GmbH ist, auch wenn sie kein Handelsgewerbe ausübt, bilanzierungspflichtig.

1.9.2.5 Körperschaftssteuer

Als juristische Person ist die GmbH körperschaftssteuerpflichtig, § 1 Abs. 1 KStG. Der Steuersatz beträgt nach § 23 Abs. 1 KStG zurzeit 25%.

1.9.2.6 Gewerbesteuer

Daneben ist die GmbH nach § 2 Abs. 2 S. 1 GewStG gewerbesteuerpflichtig, auch wenn sie kein Gewerbe zum Geschäftsgegenstand hat. Die Höhe der Gewerbesteuer richtet sich nach den Hebesätzen der Gemeinden. Die Gewerbesteuer ist als Betriebsausgabe abzugsfähig. Eine Anrechnung auf die persönliche Einkommenssteuer findet nicht statt.

1.9.2.7 Umsatzsteuer

Umsätze aus der Tätigkeit als Arzt, Zahnarzt, Heilpraktiker, Physiotherapeut, Hebamme oder aus einer ähnlichen heilberuflichen Tätigkeit sind nach § 4 Nr. 14 UStG von der Umsatzsteuer befreit. Das MVZ ist der Partner des Behandlungsvertrages; die von ihm gegenüber der Kassenärztlichen Vereinigung oder, falls demnächst möglich, dem Privatpatienten abgerechneten heilberuflichen Tätigkeiten sind damit umsatzsteuerfrei. Erbringt das MVZ neben den ärztlichen auch andere, nicht umsatzsteuerbefreite Leistungen (z.B. Kontaktlinsen-Abgabe), muss es hierfür die Umsatzsteuer von derzeit 16% erheben. Dabei sind die Anforderungen des UstG an die Rechnungsstellung zu beachten. Die Umsatzsteuer ist abzuführen, allerdings besteht insoweit – anteilig – die Vorsteuerabzugsberechtigung.

Die Umsatzsteuerbefreiung wird problematisiert, wenn ein Vertragsarzt ärztliche Leistungen für das MVZ erbringt (Wendland in „Der Kassenarzt", 2004, S. 50 f.). Die Leistung des MVZ gegenüber dem Patienten ist umsatzsteuerfrei, die Leistung des Arztes gegenüber

dem MVZ fällt jedoch mangels Arzt-Patienten-Verhältnis nicht unter den Befreiungstatbestand des § 4 Nr. 14 UStG. Um dies zu vermeiden, soll der Behandlungsvertrag mit dem Vertragsarzt selbst geschlossen werden und dieser, nicht das MVZ, gegenüber der Kassenärztlichen Vereinigung abrechnen. Diese Möglichkeit steht nicht im Einklang mit den vertragsärztlichen Grundsätzen. Dieses Problem dürfte sich nicht stellen, wenn der Vertragsarzt Gesellschafter des MVZ ist; das MVZ ist nur eine Alternativform zur Gemeinschaftspraxis. Sollte die obengenannte Auffassung zutreffen, müsste auch jede Leistung eines Gesellschafters gegenüber der Gemeinschaftspraxis als Gesellschaft umsatzsteuerpflichtig sein. Dies haben die Finanzämter und die steuerrechtliche Rechtsprechung bisher nicht angenommen. Der Unterschied zwischen MVZ und Gemeinschaftspraxis ist insofern nicht ersichtlich.

1.9.2.8 Halbeinkünfteverfahren

Die Gesellschafter einer GmbH sind zunächst von der Versteuerung der Gewinne der GmbH nicht betroffen. Erst wenn Gewinne ausgeschüttet werden, sind die Dividenden von den Gesellschaftern nach ihren persönlichen Steuerbedingungen zu versteuern. Ist der Gesellschafter selbst eine Kapitalgesellschaft, fällt keine Körperschaftssteuer an (§ 8 b KStG), jedoch Kapitalertragssteuer. Einkommensteuerpflichtige Gesellschafter (also natürliche Personen)

versteuern die Dividende im Halbein-
künfteverfahren, d.h., die Dividende
wird nur zur Hälfte als steuerpflichtige
Einnahme erfasst, die mit dem persönlichen Steuersatz versteuert wird. Wer-
bungskosten sind jedoch auch nur zur
Hälfte abzugsfähig.

1.9.2.9 Private Limited Company

Die Private Limited Company (Ltd.) ist
eine der GmbH gleichgestellte Kapitalgesellschaft, die in England (meist über
eine Ltd.-Agentur) gegründet wird und
in Deutschland arbeiten darf. Die Ltd.
kommt als Rechtsform für ein MVZ
grundsätzlich in Frage, sie hat den Vorteil, dass sie – neben geringen Grün-
dungskosten – mit einem Pfund
Stammkapital gegründet werden kann.
Ob aber die Rechtsprechung diese Haftungsbeschränkung in Deutschland so
unmittelbar anerkennt, ist noch völlig
ungeklärt. Geschäftspartner sind – wegen des geringen Stammkapitals – oft
eher misstrauisch. Die Ltd. benötigt einen Vorstand/Geschäftsführer, einen
Schriftführer und hat meist die Verpflichtung, einen Wirtschaftsprüfer zur
Überprüfung der Bilanz zu bestellen.

1.9.3 Sozialversicherungsbeiträge

Die Gehälter der angestellten Ärzte werden von diesen als Einkommen aus
nicht selbständiger Arbeit versteuert
und unterliegen dem Lohnsteuerab-
zug. Daneben hat das MVZ für sie die Ar-
beitgeberbeiträge zur Renten-, Kran-

ken-, Pflege- und Arbeitslosenversiche-
rung abzuführen.

1.10 Behandlungsvertrag

Der Behandlungsvertrag kommt mit
dem MVZ zustande, das auch gegenüber der Kassenärztlichen Vereinigung
mit einer einheitlichen Abrechnungsnummer abrechnet. Der Arzt handelt als
Erfüllungsgehilfe für die Gesellschaft,
aber im Verhältnis zum Patienten eigenverantwortlich und selbständig. Das
MVZ ist hier mit einer Gemeinschaftspraxis zu vergleichen, es stellt eine andere Teilnahmeform innerhalb des
GKV-Systems dar. Das MVZ rechnet
nicht per Einzelvertrag mit den Krankenkassen ab.

1.11 Gesellschaftsvertrag des MVZ

Neben den gesellschaftsrechtlichen
Vorgaben, die bei Errichtung des Gesell-
schaftsvertrags zu beachten sind (z.B.
Angabe des Stammkapitals bei der
GmbH), sind für den Gesellschaftsvertrag des MVZ bestimmte Inhalte erforderlich, andere dürfen nicht aufgenommen werden. Hinsichtlich Musterverträ-
gen sei u.a. auf die Deutsche Kranken-
hausgesellschaft verwiesen, die in ihren
„Hinweisen zur Gründung Medizini-
scher Versorgungszentren nach § 95
SGB V" im Anhang Vertragsmuster bei-
gefügt hat.

1.11.1 Notwendige Inhalte des Gesellschaftsvertrages

Der Gesellschaftsvertrag, der dem Zulassungsausschuss bei Beantragung der Zulassung des MVZ schriftlich vorzulegen ist, muss folgenden Voraussetzungen genügen:

1.11.1.1 Zulässige Organisationsform

Wie erläutert, ist zulässige Organisationsform die GbR, die PartG, die GmbH und die AG.

1.11.1.2 Gesellschaftszweck/-gegenstand des MVZ

Da das MVZ nach § 95 Abs. 1 S. 1 SGB V an der vertragsärztlichen Versorgung teilnimmt, ist Gründungs- bzw. Gesellschaftszweck die Sicherstellung der ambulanten vertragsärztlichen/vertragspsychotherapeutischen Versorgung durch approbierte Ärzte, welche in das Arztregister eingetragen sind. Entsprechendes gilt für die Psychotherapeuten.

Daneben können weitere Gesellschaftszwecke zulässig sein.

Ein möglicher Gesellschaftszweck neben der vertragsärztlichen ist die privatärztliche Versorgung, sofern dem nicht landesgesetzliche Regelungen entgegenstehen. Allerdings erstatten die privaten Krankenversicherer nach § 4 Abs. 2 ihrer Musterbedingungen (MB/KK) nur Rechnungen niedergelassener approbierter Ärzte als natürlichen Personen bzw. Krankenanstalten. Privatli-

quidatonen des MVZ werden deshalb derzeit von den Versicherern noch nicht erstattet. Unproblematisch ist dagegen die Rechnungsstellung durch einen im MVZ niedergelassenen Arzt. Im Gesellschaftsvertrag sollte deshalb geregelt werden, ob diese Einnahmen dem Arzt zustehen oder an das MVZ abzuführen sind. Problematischer ist eine Rechnungsstellung durch einen im MVZ angestellten Arzt, da dieser wohl weder niedergelassen im Sinne des § 4 Abs. 2 MB/KK ist noch zur Privatliquidation berechtigt erscheint (s. Dierks, Ärzte Zeitung v. 07.04.2004), es sei denn, er führt neben dem MVZ eine privatärztliche Praxis, die durchaus in den Räumen des MVZ ausgeübt werden kann. Bei Anstellung muss entschieden werden, ob dem angestellten Arzt hierfür eine Nebentätigkeitsgenehmigung erteilt wird und ob er die Privatvergütung behalten oder an das MVZ abführen muss.

Als weiterer Gesellschaftszweck neben der vertragsärztlichen Versorgung kommt auch die Leistungserbringung durch andere zulassungs- oder berechtigungsfähige Leistungserbringer in Betracht, die die jeweils für sie maßgeblichen Zulassungs- bzw. Berechtigungsvoraussetzungen erfüllen müssen. Es handelt sich dann um die oben erwähnte medizinische Kooperationsgemeinschaft (Punkt 1.6).

Unzulässig sind Mischgesellschaftszwecke, die gegen die Zulassungs- oder sonstige gesetzliche Regelungen verstoßen. So ist z.B. die stationäre neben der ambulanten Versorgung im MVZ nicht statthaft, § 20 Abs. 2 Ärzte-ZV. Sofern ein im MVZ tätiger zugelassener Arzt eine Belegarztanerkennung hat, bleibt diese durch die MVZ-Gründung unberührt. Sie verbleibt jedoch als persönliche Anerkennung bei diesem Arzt und geht nicht auf das MVZ über. Das MVZ rechnet aber die stationären Leistungen ab, ähnlich wie in einer Gemeinschaftspraxis, in der einige Ärzte die Belegarztanerkennung haben, andere hingegen nicht. Ebenfalls für unzulässig wird auch die Verbindung der vertragsärztlichen mit der vertragszahnärztlichen Tätigkeit in der Versorgungsebene gehalten (§ 33 Abs. 2 S. 1 Ärzte-ZV, § 33 Abs. 12 S. 1 Zahnärzte-ZV). Unzweifelhaft zulässig ist aber die *Gründung* eines MVZ durch einen Humanmediziner und einen Zahnarzt.

1.11.1.3 Ärztliche Leitung

Der Gesellschaftsvertrag muss sicherstellen, dass mindestens ein Arzt Geschäftsführer oder Vorstand der Gesellschaft ist und kein Nicht-Arzt Weisungsbefugnisse auf medizinischem Gebiet hat. Weisungsbefugnisse auf medizinischem Gebiet sind nur innerhalb des gleichen Fachgebietes zulässig. Der ärztliche Leiter muss nach Auffassung einiger Zulassungsausschüsse vor Ort im MVZ tätig sein; er muss nicht personenidentisch mit dem (ärztlichen) Geschäftsführer des MVZ sein.

1.11.1.4 Fachübergreifende Einrichtung

Die fachübergreifende Versorgung ist durch Aufnahme einer entsprechenden Regelung in den Gesellschaftsvertrag, am zweckmäßigsten wohl in den Gesellschaftszweck, zu gewährleisten.

Darüber hinaus muss im Gesellschaftsvertrag die Einhaltung des Qualifikationsvorbehaltes nach § 135 SGB V beachtet werden, welcher nach § 95 Abs. 2 S. 9 SGB V auch für die angestellten Ärzte des MVZ gilt. Danach sind zur Erbringung bestimmter Leistungen innerhalb des Fachgebietes besondere Fachkundenachweise erforderlich. Es muss daher sichergestellt sein, dass Leistungen im MVZ nur von denjenigen Ärzten erbracht werden, die die für diese Leistungen notwendigen Qualifikationsvoraussetzungen erfüllen und eine entsprechende Abrechnungsgenehmigung durch die KV vorweisen können.

1.11.1.5 Gründereigenschaft

Die Gründereigenschaft der Gründungsmitglieder muss aus dem Vertrag erkennbar sein. Ebenso muss sichergestellt sein, dass keine Person, die diese Eigenschaft nicht erfüllt, in die Gesellschaft aufgenommen werden kann. Dies ist insbesondere bei den Regelungen zur Aufnahme neuer Gesellschafter durch Anteilsveräußerung oder Kapitalerhöhung wie bei dem Ausscheiden eines Gesellschafters, z.B. durch Kündigung oder Tod, bzw. den diesbezüglichen Nachfolgebestimmungen zu beachten.

1.11.2 Vertragsärztliche Voraussetzungen des Gesellschaftsvertrages

Der Gesellschaftsvertrag muss den Regelungen der vertragsärztlichen Versorgung entsprechen, insbesondere darf er keine Klauseln enthalten, die folgenden Grundsätzen entgegenstehen:

1.11.2.1 Trennung haus- und fachärztlicher Leistungen

Hausärztliche Leistungen dürfen nur von Hausärzten, fachärztliche Leistungen außerhalb der hausärztlichen Versorgung nur von den dafür zuständigen Fachärzten erbracht werden.

1.11.2.2 Fachgebietsgrenzen

Die Grenzen der ärztlichen Fachgebiete müssen eingehalten werden, Fachärzte dürfen keine fachfremden Leistungen erbringen.

1.11.2.3 Arztvorbehalt

Der Arztvorbehalt (im Sinne des Verbots der Delegation speziell ärztlicher Leistungen an Hilfspersonen) muss beachtet werden.

1.11.2.4 Qualifikationsvorbehalt

Der Qualifikationsvorbehalt nach § 95 Abs. 2 Satz 9 i.V.m. § 135 SGB V muss beachtet werden. Maßgeblich ist, dass der die jeweilige Leistung erbringende (angestellte) Arzt die Qualifikationsvoraussetzung erbringt, auf den ärztlichen Leiter kommt es nicht an. Dieser ist jedoch für die Gewährleistung der Qualität verantwortlich.

1.12 Variationen der Gründung

Im Folgenden werden die in der Praxis wichtigsten Varianten der Gründung eines MVZ unter Berücksichtigung von Besonderheiten aufgezeigt.

1.12.1 Umwandlung einer fachübergreifenden Gemeinschaftspraxis

Eine bestehende Gemeinschaftspraxis mit Ärzten mindestens zweier Fachrichtungen/Versorgungsfunktionen wird in ein MVZ umgewandelt. Die Ärzte behalten ihre Zulassungen. Eines weiteren Gründungsaktes bedarf es nicht, lediglich der Anpassung des Gesellschaftsvertrages. Insbesondere im Gesellschaftszweck ist das Betreiben eines MVZ aufzunehmen.

1.12.2 Umwandlung einer fachgleichen Gemeinschaftspraxis

Gehören hingegen die Ärzte der Gemeinschaftspraxis der gleichen Fachrichtung/Versorgungsfunktion an, bedarf es der Aufnahme eines fachfremden Vertragsarztes als Gesellschafter oder der Anstellung eines fachfremden Arztes, wobei aber die Bedarfsplanung zu beachten ist (siehe Kapitel 1.13). Wie schon erläutert, ist nach Auffassung des Bundesministeriums für Gesundheit und soziale Sicherung die Tätigkeit von Vertragsärzten neben angestellten Ärzten zulässig. Die angestellten Ärzte sind Mitglieder der KV. Das MVZ rechnet über eine einheitliche Abrechnungsnummer ab.

1.12.3 Zusammenlegung mehrerer Praxen

Das MVZ wird durch eine neue Kooperation neu gegründet. Ist Vertragsarztsitz des MVZ der Ort der Niederlassung eines oder mehrerer beteiligter Vertragsärzte, können diese ihren Sitz beibehalten. Liegt der Sitz des MVZ im selben Planungsbereich wie die Niederlassungen weiterer beteiligter Vertragsärzte, können diese ihren Sitz in das MVZ verlegen. Ist der Sitz eines Beteiligten, der im MVZ mitarbeiten will, außerhalb des Planungsbereichs des MVZ gelegen, muss eine Verlegung in das MVZ nach der Bedarfsplanung zulässig sein. Anderenfalls kann der Vertragsarzt sich zwar als Gründer beteiligen, aber nicht im MVZ vertragsärztlich tätig sein.

1.12.4 Gründung unter Zulassungsverzicht

Das MVZ wird neu gegründet oder aus einer bestehenden Gemeinschaftspraxis umgewandelt. Bereits niedergelassene Vertragsärzte haben gemäß § 103 Abs. 4 a S. 1 ff. SGB V das Recht, sich unter Verzicht auf ihre Zulassung im MVZ, in das sie ihre Zulassung zuvor verlegen, anstellen zu lassen. Die Verzichtserklärung des Arztes gegenüber dem Zulassungsausschuss sollte unter dem Vorbehalt der Genehmigung sowohl der Zulassung des MVZ als auch der Genehmigung der Anstellung im MVZ stehen. Der Sitz geht somit auf das MVZ über, das dafür einen entsprechenden Kaufpreis zahlt.

1.12.5 Vertragsärzte als Managementgesellschaft

Nicht zulässig ist die Gründung des MVZ durch Vertragsärzte als Managementgesellschaft, für welche die Vertragsärzte nicht aufgrund ihrer gesellschaftsrechtlichen Bindung, sondern aufgrund dienstvertraglicher Vereinbarungen tätig werden. Vertragsärzte, die sich zu einer Personengesellschaft (GbR oder PartG) zusammenschließen, erbringen ihre Leistungen als Gesellschafter zur Förderung des gemeinsamen Gesellschaftszweckes. Aufgrund dieser Gemeinschaftlichkeit stehen sie nicht in einem Abhängigkeitsverhältnis zu der Gesellschaft und sind damit weiter freiberuflich tätig.

In der Konstruktion der Management-Gesellschaft müssten die Vertragsärzte sich dagegen in ein Abhängigkeitsverhältnis zur Gesellschaft begeben, da diese ihnen die vertragsärztlichen Leistungen vermittelt. Zudem wären sie den Weisungen der ärztlichen Leitung des MVZ, die auch die Einhaltung der vertragsärztlichen Bestimmungen zu gewährleisten hat, unterworfen. Sie wären damit nicht mehr selbständig und eigenverantwortlich tätig. Vielmehr stünden sie im Verhältnis zur Gesellschaft ähnlich den Angestellten gegenüber ihren Arbeitgebern, weshalb eine derartig ausgestaltete Tätigkeit nicht mit der Freiberuflichkeit des Vertragsarztes vereinbar ist.

Darüber hinaus würde damit das Modell des MVZ mit angestellten Ärzten umgangen. Dem Vertragsarzt, der bei einem MVZ angestellt werden möchte, gibt § 103 Abs. 4 a S. 1 SGB V einen Rechtsanspruch auf Genehmigung der Anstellung, wenn er auf seine Zulassung verzichtet. Das zeigt, dass der Gesetzgeber nicht die abhängige Tätigkeit des Vertragsarztes ermöglichen, sondern ihm die Entscheidung zwischen abhängiger und freiberuflicher Tätigkeit eröffnen wollte. Zudem würden arbeitsrechtliche (z.B. Kündigungsschutz, Urlaubsanspruch) und sozialversicherungsrechtliche (Renten-, Kranken- und Pflegeversicherung) Vorschriften, die bei Arbeitsverhältnissen zwingend sind, umgangen.

1.12.6 Kooperation mit niedergelassenen Ärzten

Zulässig ist hingegen die Kooperation des MVZ mit zugelassenen Ärzten in eigener Praxis. Denkbar ist z.b., dass ein MVZ bestimmte Leistungen durch einen Vertragsarzt, der weder Mitglied der Trägergesellschaft noch dort angestellt ist, erbringen lässt, der diese Leistungen allerdings selbst abrechnet. Auch die Gründung einer Praxisgemeinschaft zwischen MVZ und Arzt ist zulässig. Dagegen würde die Gründung einer Gemeinschaftspraxis zwischen MVZ und niedergelassenem Arzt gegen § 33 Abs. 2 Ärzte-ZV verstoßen, wonach die gemeinsame vertragsärztliche Tätigkeit nur unter Vertragsärzten zulässig ist. Inwieweit dasselbe für eine Teilgemeinschaftspraxis zwischen MVZ und niedergelassenen Ärzten gilt, ist noch ungeklärt. Im vertragsärztlichen Bereich wurden Teilgemeinschaftspraxen bereits zwischen niedergelassenen und ermächtigten Ärzten genehmigt.

1.12.7 Medizinische Kooperationsgemeinschaft

Ebenfalls möglich ist das MVZ als medizinische Kooperationsgemeinschaft mit nichtärztlichen Leistungserbringern. Die Zulassung des MVZ erfolgt nur für die vertragsärztliche Versorgung, die anderen Leistungserbringer müssen die für ihren jeweiligen Bereich vorgesehenen vertraglichen Voraussetzungen erfüllen (z.B. §§ 124 ff. SGB V für Heilmittelerbringer wie Physiotherapeuten). Der entsprechende Vertrag mit den Kassen kann aber insoweit mit dem MVZ geschlossen werden oder auf dieses übergehen.

Die Neufassung der MBO-Ä gestattet Ärzten in § 23 b diese Kooperation in Form der GbR, PartG oder juristischen Person und lässt die Beschränkung auf einzelne Leistungen zu. Allerdings beschränkt § 23 b MBO-Ä neu den kooperationsfähigen Personenkreis auf selbständig tätige und zur eigenverantwortlichen Berufsausübung befugte Berufsangehörige anderer akademischer Heilberufe im Gesundheitswesen oder staatlicher Ausbildungsberufe im Gesundheitswesen sowie andere Naturwissenschaftler und Angehörigen sozialpädagogischer Berufe. Darüber hinaus wird der Zusammenschluss u.a. nur erlaubt, wenn er einem sinnvollen Zusammenwirken in diagnostischer oder therapeutischer Hinsicht dient.

Für das MVZ ist weder auf der Gründungs- noch auf der Versorgungsebene eine sinnvolle Kombination der eingebrachten Fachrichtungen erforderlich. Vielmehr kann es, um das Merkmal der fachübergreifenden Einrichtung zu erfüllen, in Anbetracht der Zulassungsbeschränkungen zu Verbindungen von Fachgebieten kommen, die wenige Berührungspunkte haben. Diesen Gesellschaften könnte dann durch § 23 b MBO-Ä, sofern die Landesärztekammern die Vorschrift übernommen haben, die Aufnahme von nichtärztlichen

Kooperationspartnern verwehrt sein, sofern in deren Leistungsbereichen keine gemeinsame therapeutische oder diagnostische Zielrichtung mit allen beteiligten Ärzten darstellbar ist.

1.12.8 Gründung durch ein Krankenhaus

Auch Gründer, die nicht Vertragsärzte sind, insbesondere Krankenhausträger, benötigen für das MVZ mindestens zwei Vertragsarztsitze unterschiedlicher Gebiete, die mit angestellten Ärzten besetzt werden. Krankenhäuser müssen daher zur Gründung eines MVZ vorher Vertragsarztsitze „aufkaufen", d.h. z.B. praxisabgabewillige Ärzte bewegen – gegen Zahlung eines Kaufpreises – ihren Sitz in das zu gründende MVZ zu verlegen, auf ihre Zulassung zu verzichten und sich ggf. für eine Übergangzeit anstellen zu lassen. Nach Ausscheiden des ehemaligen Vertragsarztes kann die Stelle mit einem anderen angestellten Arzt besetzt werden.

Möglich ist auch die Übernahme eines ausgeschriebenen Vertragsarztsitzes gem. § 103 Abs. 4 SGB V. Bewirbt sich ein KH-Träger auf einen ausgeschriebenen Sitz, muss spätestens bei Antragstellung gegenüber dem Zulassungsausschuss der für diesen Sitz vorgesehene Arzt in Anstellung benannt werden, um sicherzustellen, dass die Voraussetzungen für eine Übernahme erfüllt sind.

1.12.9 Mitarbeit von Krankenhausärzten

Ein Sonderproblem stellt insbesondere bei Krankenhäusern als Trägern des MVZ die Ausfüllung des Arztsitzes im MVZ mit angestellten Ärzten des Krankenhauses dar. Da die Ärzte-ZV nach deren § 1 Abs. 3 auch für die im MVZ angestellten Ärzte gilt, ist hier die Geeignetheit des angestellten Krankenhausarztes nach § 20 Abs. 1 und 2 Ärzte-ZV für die Tätigkeit im MVZ problematisch. Hieran fehlt es, wenn der Arzt wegen seiner Tätigkeit im Krankenhaus in zeitlicher Hinsicht nicht in erforderlichem Maße für die vertragsärztliche Versorgung (hier im MVZ) zur Verfügung steht (§ 20 Abs. 1 Ärzte-ZV) oder aber die Tätigkeit im Krankenhaus ihrem Wesen nach mit der im MVZ nicht vereinbar ist (§ 20 Abs. 2 Ärzte-ZV).

Hinsichtlich der zeitlichen Komponente hat das BSG mit Urteil vom 30.01.2002 (B 6 Ka 20/01 R; bestätigt mit Urteil vom 11.09.2002, B 6 Ka 23/01 R) als Voraussetzung der Zulassung von Vertragsärzten und Vertragspsychotherapeuten festgelegt, dass diese durch ein Beschäftigungsverhältnis grundsätzlich nicht mehr als ein Drittel der üblichen wöchentlichen Arbeitszeit, also maximal 13 Wochenstunden, in Anspruch genommen werden dürfen. Die vertragsärztliche/psychotherapeutische Tätigkeit (hier im MVZ) des Bewerbers muss zweifelsfrei als dessen Hauptberuf qualifiziert werden können, was bei einer größeren zeitlichen Einbindung in ein abhängiges Beschäftigungsverhältnis nicht der Fall sei. Für den angestellten Arzt am MVZ bedeutet dies, dass seine Arbeitszeit im Krankenhaus auf höchstens 13 Wochenstunden zu begrenzen und dies arbeitsvertraglich sicherzustellen ist.

Problematischer ist die Frage seiner Eignung im sachlichen Bereich. Das BSG hält einen Arzt für ungeeignet im Sinne des § 20 Abs. 2 Ärzte-ZV, wenn Interessen- und Pflichtenkollisionen zwischen der vertragsärztlichen und der anderen ärztlichen Tätigkeit bestehen. Derartige Kollisionen sieht das BSG insbesondere dann, wenn sich beide Tätigkeiten vermischen können und dies sich einerseits zum Nachteil der Versicherten, z.B. weil deren Recht auf freie Arztwahl beschränkt werden könnte, und andererseits zum Nachteil der Kostenträger auswirken kann, weil der Arzt aus unsachgemäßen Gründen Leistungen von einem in den anderen Bereich verschieben könnte. Weiter nimmt das BSG die die Eignung ausschließende Interessen- und Pflichtenkollisionen an, wenn nicht gewährleistet ist, dass der Arzt aufgrund seiner anderweitigen ärztlichen Tätigkeit Inhalt und Umfang einer vertragsärztlichen Tätigkeit und den Einsatz der der Praxis (dem MVZ) zugeordneten sachlichen persönlichen Mittel selbst bestimmen kann.

Das BSG hat deshalb die Eignung eines angestellten Betriebsarztes, der die Zulassung für eine vertragsärztliche Tätigkeit im Betriebsarztzentrum seines Arbeitgebers begehrte, mit Urteil vom 19.03.1997 (6 RKa 38/96) verneint, wobei mitentscheidend war, dass sachliche und personelle Mittel vom Arbeitgeber gestellt und dieser am Gewinn der Praxis beteiligt werden sollte. Aufgrund derselben Kriterien hat das BSG im Urteil vom 05.11.1997 (6 RKa 52/97) im Regelfall die gleichzeitige Wahrnehmung einer Tätigkeit als Vertragsarzt in freier Praxis und einer Tätigkeit als angestellter Krankenhausarzt als mit § 20 Abs. 2 Ärzte-ZV unvereinbar angesehen, eine Ausnahme bestehe allerdings bei nicht patientenbezogener Tätigkeit des Arztes (Pathologe, Laborarzt). Diese Rechtsprechung wurde nochmals bestätigt im Urteil des BSG vom 30.01.2002 (B 6 Ka 20/01 R).

Unter diesen Prämissen hätte also der Antrag auf Erteilung einer Genehmigung der Anstellung eines Arztes im MVZ, der daneben als angestellter Krankenhausarzt tätig ist, nach § 20 Abs. 2 Ärzte-ZV derzeit wenige Erfolgsaussichten. Dies dürfte umso mehr gelten, wenn der Krankenhausträger Gründer/Gesellschafter des MVZ ist.

Allerdings erging diese Rechtsprechung des BSG, bevor der Gesetzgeber das MVZ als neue Versorgungsform geschaffen hat. Die vom BSG aufgestellten Kriterien der Eignung im Sinne des § 20 Abs. 2 Ärzte-ZV als Voraussetzung der Zulassung zur vertragsärztlichen Tätigkeit können nicht deckungsgleich auf die Eignung als Voraussetzung der Genehmigung der Anstellung in einem

MVZ übertragen werden. So besteht für den angestellten Arzt z.B. keine Möglichkeit, über sachliche und personelle Mittel des MVZ zu bestimmen; auch sein Selbstbestimmungsrecht in Bezug auf seine Tätigkeit ist zumindest stark eingeschränkt. Zudem soll das GMG nach dem erklärten Willen des Gesetzgebers die Trennung von ambulanter und stationärer Versorgung aufbrechen, um Synergieeffekte und damit Kostenersparnisse zu erzielen sowie dem Patienten die Versorgung „aus einer Hand" zu ermöglichen. Die Besorgnis, dass sich beide Bereiche zum Nachteil der Versicherten und der Kostenträger vermischen könnten, tritt nach der Wertung des Gesetzgebers hinter den erwarteten Vorteilen dieser Beteiligten zurück.

Rechtssicherheit in dieser Frage könnte die Umsetzung des jetzt vorliegenden Arbeitsentwurfs des BMGS zur Änderung des SGB V und der Zulassungsverordnung bringen. Dort ist klargestellt, dass sich die Tätigkeit im Krankenhaus und die Tätigkeit im vertragsärztlichen Bereich nicht ausschließen.

1.12.10 Belegärzte im MVZ

Ein Krankenhausträger kann die für die MVZ-Gründung erforderlichen Zulassungen auch über seine Belegärzte erlangen. Belegärzte sind nach § 121 Abs. 2 SGB V Vertragsärzte, die nicht am Krankenhaus angestellt, aber berechtigt sind, ihre Patienten dort unter Verwendung der Mittel des Krankenhauses und ohne von diesem eine Vergütung zu erhalten, zu behandeln. Hat das Krankenhaus eine Belegarztstelle zu besetzen, hat es sie in Gebieten mit Zulassungsbeschränkungen auszuschreiben. Für den Fall, dass daraufhin kein Belegarztvertrag mit einem im Planungsbereich niedergelassenen Vertragsarzt zustande kommt, kann das Krankenhaus den Belegarztvertrag mit einem anderen, geeigneten Arzt schließen. Trotz der Zulassungsbeschränkung erhält dieser nach § 103 Abs. 7 S. 3 SGB V eine Zulassung, die inhaltlich eine vollwertige Vertragsarztzulassung ist. Der nach § 103 Abs. 7 S. 3 SGB V zugelassene Arzt ist also nicht auf die belegärztliche Tätigkeit beschränkt, vielmehr muss er nach § 39 Abs. 2 BMV-Ä daneben schwerpunktmäßig ambulant tätig sein.

Allerdings ist die nach § 103 Abs. 7 S. 3 SGB V erhaltene Zulassung zunächst an den Bestand des Belegarztvertrages geknüpft. Erst bei Wegfall der Zulassungsbeschränkung, spätestens aber nach zehn Jahren, besteht die Zulassung unabhängig von dem Belegarztvertrag.

Auch die über ein solches Ausschreibungsverfahren nach § 103 Abs. 7 SGB V erhaltene Zulassung ist geeignet, in das MVZ eingebracht zu werden. In diesem Fall muss der Belegarzt seine Zulassung behalten. Würde er auf die Zulassung verzichten und sich im MVZ anstellen lassen, könnte er – da die Belegarztanerkennung an die Zulassung gekoppelt ist – nicht mehr Belegarzt sein und verlöre auch seinen Vertragsarztsitz. Sobald er sich in ein Dienstverhältnis mit dem MVZ begibt, gibt er die Freiberuflichkeit auf und gefährdet damit die Zulassung. Da der Vertragsarzt nicht, ohne Gesellschafter zu sein, als zugelassener Vertragsarzt im MVZ arbeiten darf, muss der nach § 103 Abs. 7 SBG V zugelassene Belegarzt Mitgesellschafter des MVZ sein. Die Anerkennung eines angestellten Arztes als Belegarzt ist bislang nicht einheitlich geregelt. Überwiegend ist die Belegarztanerkennung davon abhängig, dass der Vertragsarzt bei Tätigkeit im MVZ seine Zulassung behält. Vereinzelt ist es aber auch möglich, dass ein angestellter Vertragsarzt im MVZ als Belegarzt zugelassen wird. Dies sollte vorher bei der zuständigen Geschäftsstelle des Zulassungsausschusses bzw. der KV abgeklärt werden.

Das MVZ selbst kann durch die Einbringung der Belegarztzulassung nicht selbst „Belegarzt werden", Partner des Belegarztvertrages bleibt der Arzt. Allerdings werden auch seine stationär erbrachten Leistungen einheitlich über die Abrechnungsnummer des MVZ abzurechnen sein.

1.12.11 Zugehörigkeit zu mehreren Berufsausübungsgemeinschaften

Bisher war Ärzten berufsrechtlich (Kapitel D. II. Nr. 8 MBO-Ä alt) die Zugehörigkeit nur zu einer Berufsausübungsgemeinschaft gestattet. In § 18 Abs. 3 S.1 MBO-Ä neu wird die Zugehörigkeit zu mehreren Berufsausübungsgemeinschaften und in § 17 Abs. 2 MBO-Ä neu die ärztliche Tätigkeit an bis zu drei Orten ausdrücklich für zulässig erklärt. Es ist damit nach Umsetzung in Landesrecht möglich, dass ein Vertragsarzt mehreren Gemeinschaftspraxen angehört. Die Zugehörigkeit zu einer Gemeinschaftspraxis und einem MVZ wird aber – da das MVZ derzeit nur im Bereich der GKV tätig ist – erst nach entsprechender Änderung des Kassenarztrechts möglich sein.

1.13 Bedarfsplanung

Zu seiner Gründung wie zur Anstellung von Ärzten benötigt das MVZ die entsprechenden Vertragsarztsitze, denn gemäß § 95 Abs. 2 S. 7 SGB V gelten die Zulassungsbeschränkungen des § 103 Abs. 1 S. 2 SGB V.

1.13.1 Bewerbungen auf Ausschreibungen

Das MVZ kann Vertragsarztsitze erlangen, indem es sich auf Ausschreibun-gen nach § 103 Abs. 4 SGB V bewirbt. Wird das MVZ zur Übernahme des Sitzes berechtigt, führt es nach § 103 Abs. 4a S. 2 SGB V die vertragsärztliche Versorgung durch einen angestellten Arzt am Sitz des MVZ, also nicht an der Adresse des Vorgängers weiter. Die Vorschrift enthält somit eine Ausnahme vom eigentlich geltenden Gebot der räumlichen Identität bei der Praxisfortführung. Es muss hierfür einen Arzt anstellen und diesen spätestens bei der Antragstellung gegenüber dem ZA namentlich benennen. Die Fortführung der Praxis des ausschreibenden Arztes ist nicht zulässig, da ansonsten ein zusätzlicher Sitz in der Bedarfsplanung entstünde.

1.13.2 Verlegung von Sitzen in das MVZ

Eine weitere Möglichkeit des MVZ, Vertragsarztsitze zu beschaffen, gibt § 103 Abs. 4 a S. 1 iVm S. 5 SGB V. Verlegt ein Vertragsarzt seinen Sitz in das MVZ und verzichtet anschließend auf die Zulassung, um im MVZ angestellt zu werden, so kann das MVZ die Stelle trotz bestehender Zulassungsbeschränkungen nachbesetzen, wenn das Anstellungsverhältnis mit dem Arzt endet. Jedenfalls, wenn das Anstellungsverhältnis vor der Kündigung drei Monate bestanden hat, wird hierin keine Umgehung der Ausschreibungserfordernisse des § 103 Abs. 4 SGB V zu sehen sein.

1.13.3 Teilzeitbeschäftigung

Im MVZ können sich bis zu vier Ärzte eine Stelle teilen. In § 101 Abs. 1 S.6 SGB V ist geregelt, dass die in einem MVZ angestellten Ärzte entsprechend ihrer Arbeitszeit bei der Berechnung des Versorgungsgrades anteilig berücksichtigt werden. Durch diese Anrechnungsregelung – so die Gesetzesbegründung – sollte dem Umstand Rechnung getragen werden, dass im MVZ keine Vollzeittätigkeit der Ärzte vorausgesetzt wird, um familienpolitischen Bedürfnissen nach Vereinbarkeit von Familie und Beruf zu entsprechen. Hierzu wurden die Bedarfsplanungs-RL angepasst (vgl. Abschnitt 8 Nr. 38 BePlRiLi – siehe Kapitel 1.6.3). Sämtliche Abrechnungsbeschränkungen gelten auch für Teilzeitarbeitsverhältnisse im MVZ. So wird auch für vier Ärzte, die auf einem Sitz arbeiten, ein Regelleistungsvolumen, das für einen Arzt dieser Fachrichtung gelten würde, festgesetzt.

1.13.4 Job-Sharing

Von der Anstellung in Teilzeittätigkeit mit Anrechnung auf den Versorgungsgrad zu unterscheiden ist die Möglichkeit des Job-Sharing. Nach § 101 Abs. 1 Nr. 4 SGB V besteht für das MVZ – genauso wie für Praxen – die Möglichkeit, Ärzte der gleichen Fachrichtung im Job-Sharing anzustellen. Diese Angestellten werden bei der Ermittlung des Versorgungsgrades nicht mitgerechnet. Allerdings dürfte diese Möglichkeit bei MVZs nur für die dort arbeitenden Vertragsärzte interessant sein, da gem. § 101 Abs. 3 SGB V sich die Job-Sharingpartner zu einer Leistungsbegrenzung entsprechend der Bedarfsplanungs-Richtlinien (Durchschnitt der letzten 4 Quartale zuzügl. 3% Steigerung, bezogen auf den Fachgruppenschnitt) verpflichten müssen.

1.13.5 Nachbesetzung

Für die Nachbesetzung eines bereits im MVZ vorhandenen Arztsitzes mit einem oder mehreren angestellten Ärzten ist auch bei bestehenden Zulassungsbeschränkungen keine Ausschreibung erforderlich, § 103 Abs. 4 a S. 5 SBG V. Diese Regelung gilt jedoch nicht, wenn ein *zugelassener Vertragsarzt* aus dem MVZ ausscheidet. In diesem Fall hat die Ausschreibung nach § 103 Abs. 4 SGB V zu erfolgen. Scheidet der Vertragsarzt unter Beibehaltung seiner Zulassung aus dem MVZ aus, kann dieses zum Erhalt der fachübergreifenden Funktion die Fortführung der gemeinsamen vertragsärztlichen Tätigkeit ausschreiben. Der daraufhin beitretende Vertragsarzt muss seinen Sitz am Sitz des MVZ nehmen.

1.13.6 Sonderregelung nach fünf Jahren

§ 103 Abs. 4a S. 4 SGB V gibt einem seit mindestens fünf Jahren in einem MVZ angestellten Arzt das Recht auf Zulassung in dem Planungsbereich des MVZ unbeschadet bestehender Zulassungsbeschränkungen. Nach dem Beschluss des Gemeinsamen Bundesausschusses vom 15.06.2004 muss der Tätigkeitsumfang des Arztes in den fünf Jahren mindestens 75% betragen haben.

Diese Privilegierung gilt allerdings nicht für Ärzte, die aufgrund einer Nachbesetzung im MVZ tätig waren, sondern nur für die Angestellten der sogenannten „1. Generation".

Denkbar wäre die Konstellation, dass ein Vertragsarzt seinen Sitz in das MVZ verlegt, sich unter Zulassungsverzicht anstellen lässt, nach fünf Jahren ausscheidet und dann eine erneute Zulassung erhält. Allerdings sind hierbei die geltenden Altersgrenzen (keine Zulassung über 55 Jahre) zu beachten. Das MVZ könnte die frei gewordene Stelle dann nachbesetzen, wobei der neu anzustellende Arzt nach fünf Jahren keinen Zulassungsanspruch hätte.

1.13.7 Sonderbedarfszulassung

§ 101 Abs. 1 S. 1 Nr. 3 SGB V ermächtigt den Gemeinsamen Bundesausschuss Richtlinien zur Erteilung von Sonderbedarfszulassungen in zulassungsbeschränkten Planungsbereichen zu erlassen, soweit diese zur Wahrung der Qualität der vertragsärztlichen Versorgung in einem Versorgungsbereich unerlässlich sind. Diese sind in Nr. 24 bis 26 der Bedarfsplanungs-Richtlinien enthalten, wonach wegen bestimmter, nicht nur vorübergehender lokaler und qualitati-

ver Versorgungslücken in den gesperrten Gebieten Ausnahmezulassungen erteilt und örtlich bzw. inhaltlich beschränkt werden können. Mit der bereits erwähnten Änderung der Bedarfsplanungs-Richtlinien vom 15.06.2004 wurden diese Regelungen für die Aufnahme von Ärzten im MVZ mit folgenden Maßgaben als entsprechend anwendbar erklärt: Erfolgt die Deckung des Sonderbedarfs durch Anstellung eines weiteren Arztes, ist eine Übertragung der Tätigkeit auf andere Ärzte des MVZ unzulässig. Eine Nachbesetzung nach § 103 Abs. 4 a S. 5 SGB V (siehe Kapitel 1.13.2 und 1.13.5) vor Ablauf der vom Zulassungsausschuss festgesetzten maßgeblichen Frist nach Nr. 25 S. 1 bedarf der erneuten Genehmigung und kann nur bei Fortbestand der Sonderbedarfsfeststellung mit Festsetzung einer erneuten Beschränkung erteilt werden.

1.13.8 Einheitlicher Sitz

Wie der Vertragsarzt hat das MVZ einen einheitlichen Sitz, § 95 Abs. 1 S. 4 SGB V. Zwar kann eine Trägergesellschaft mehrere MVZ gründen, diese müssen aber als jeweils eigenständige MVZ mit eigenen Betriebsstätten und personenverschiedenen Ärzten eingerichtet sein.

Sollen dieselben Ärzte eines (einheitlichen) MVZ an mehreren Betriebsstätten tätig werden, so ist dies nach derzeitiger Rechtslage nur unter den auch für Vertragsärzte geltenden Voraussetzungen durch Eröffnung einer Zweigpraxis oder einer ausgelagerten Praxisstätte möglich.

1.13.8.1 Zweigpraxis / ausgelagerte Praxisstätte

Die Errichtung einer Zweigpraxis darf nach § 15 a Abs. 1 BMV-Ä nur genehmigt werden, wenn sie zur Sicherung einer ausreichenden vertragsärztlichen Versorgung erforderlich und im Bereich der für das MVZ zuständigen KV gelegen ist. Die Genehmigung wird dann auf Antrag von der KV im Benehmen mit den Verbänden der Krankenkassen auf Landesebene erteilt. Vertragsarztrechtlich bedarf nach § 15 a Abs. 2 Nr. 1 BMV-Ä die nach dem Berufsrecht (unter Verweis auf § 18 MBO-Ä) zugelassene ausgelagerte Praxisstätte keiner Genehmigung.

Trotz Änderung der MBO und der Berufsordnungen der Länder gelten für den kassenärztlichen Bereich nach wie vor die Regelungen des Bundesmantelvertrages. Solange diese keine Änderung erfahren, ändert sich auch für das MVZ nichts an der grundsätzlichen Notwendigkeit des einheitlichen Sitzes. Der Arbeitsentwurf des BMGS zur Änderung des SGB V sowie der Zulassungsverordnung hält an der Unterscheidung fest und lässt Zwergpraxen nur mit Genehmigung der KV bzw. KV-bereichsübergreifend nur durch Ermächtigung durch den Zulassungsausschuss zu.

Wegen des fachübergreifenden Elements gilt folgende Besonderheit bei der ausgelagerten Praxisstätte: Eine dritte Disziplin kann durch ein MVZ in einer ausgelagerten Praxisstätte betrieben werden, wenn der Erstkontakt im „Haupthaus" stattfindet, da diese Leistungen nicht im Ursprungs-MVZ angeboten werden.

1.13.8.2 Überörtliches MVZ

Des Weiteren wurde mit der Änderung der MBO-Ä die überörtliche Gemeinschaftspraxis für zulässig erklärt. Nach Kapitel D. Nr. 8 Abs. 2 der alten Fassung waren Berufsausübungsgemeinschaften nur an einem gemeinsamen Praxissitz möglich, eine Ausnahme galt nur für nicht unmittelbar patientenbezogene Fachrichtungen. § 18 Abs. 3 S. 3 MBO-Ä neu erklärt es für zulässig, wenn eine Berufsausübungsgemeinschaft mehrere Praxissitze hat, sofern an jedem der Sitze mindestens ein Mitglied der Gemeinschaft hauptberuflich verantwortlich tätig ist.

Für das MVZ ist auch innerhalb des Planungsbereichs (vgl. Kapitel 1.3) die Möglichkeit des überörtlichen Standorts unklar, da die Zulassungsausschüsse zumindest zwei Fachgebiete wegen des fachübergreifenden Elements an einem Standort fordern könnten.

1.13.9 Notdienst

Da das MVZ an der vertragsärztlichen Versorgung teilnimmt, ist es verpflichtet, dafür Sorge zu tragen, dass auch seine angestellten Ärzte im gleichen Umfang wie Vertragsärzte am ärztlichen

Notfall- und Bereitschaftsdienst teilnehmen. Entsprechende Regelungen sind in die Anstellungsverträge aufzunehmen und können zur Auflage des Zulassungsbescheides gemacht werden.

1.14 Vergütung

1.14.1 EBM/HVV

Das MVZ ist eine besondere Teilnahmeform innerhalb des KV-Systems; das heißt, dass das MVZ mit der KV abrechnet – das MVZ hat nicht automatisch einen Einzelvertrag mit den Krankenkassen. Das MVZ rechnet – auch wenn niedergelassene Ärzte und Angestellte dort gemeinsam tätig sind – unter einer einheitlichen Abrechnungsnummer ab.

Überlegungen seitens der Kassenärztlichen Bundesvereinigung, jedem Arzt eine eigene Abrechnungsnummer zuzuweisen, sind – noch – nicht umgesetzt.

Im derzeit bestehenden Abrechnungssystem kommt es auf den Honorarverteilungsvertrag der einzelnen KV an, wie die Vergütung ausgestaltet ist. Überwiegend ist in den Honorarverteilungsverträgen, die seit 01.07.2004 zwischen KVen und Krankenkassen *vereinbart werden müssen*, geregelt, dass die MVZs wie fachübergreifende Gemeinschaftspraxen eingeordnet werden. In vielen KVen werden diese MVZs – vorerst – der Honorargruppe zugeordnet, in der sie schwerpunktbezogen tätig sind.

Da die Leistungen im MVZ von den Ärzten, die sie erbracht haben, gekennzeichnet werden müssen, haben einzelne KVen durch diese Regelung vorgesehen, dass die Leistungen jeweils dem zutreffenden hausärztlichen bzw. fachärztlichen Vergütungsanteil zugeordnet werden.

Die Honorarverteilungsverträge werden auf Landesebene mit den jeweiligen Landesverbänden der Krankenkassen ausgehandelt, so dass hier regional abhängig unterschiedliche Regelungen möglich sind.

1.14.2 EBM 2000 plus

In der neuen, seit 01.04.2005 gültigen vertragsärztlichen Gebührenordnung, dem EBM 2000 plus, sind für Kooperationen (z.B. Gemeinschaftspraxen oder MVZ) besondere Vergütungsansätze vorgesehen; so werden z.B. die Regelleistungsvolumina und auch die Ordinationskomplexe nach dem arithmetischen Mittelwert der vertretenen Fachgruppen ermittelt plus Zuschlägen je nach Anzahl der beteiligten Ärzte für den besonderen Koordinationsaufwand.

1.14.3 Honorarvertragsregelung

Das GMG hat für die Zeit ab dem 01.01.2007 ein gänzlich geändertes Vergütungssystem für ambulante vertragsärztliche Leistungen vorgesehen. Statt der bisherigen Vergütung, die die Krankenkassen nach der Anzahl ihrer Mitglieder (Kopfpauschale) an die KVen leisten, soll sich die Vergütung ab 2007 nach arztgruppenbezogenen Regelleistungsvolumina berechnen (§ 85 a SGB V). Hierbei ist die zu erwartende Morbiditätsstruktur der Versicherten zu berücksichtigen. Regelleistungsvolumina greifen dann nicht – wie bisher – erst auf der Verteilungsebene, sondern bereits auf der Ebene der Aushandlung der Gesamtvergütung. Gem. § 85 a Abs. 6 SGB V können von diesen Regelungen für MVZ abweichende Vergütungsregelungen getroffen werden.

1.15 Vorteile eines MVZ

Die neue Versorgungsform des MVZ eröffnet, ungeachtet der bisher noch unsicheren Rechtsentwicklung in einigen Bereichen, vielfältige neue Gestaltungsmöglichkeiten der vertragsärztlichen Versorgung. Durch die erweiterten Rechtsformmöglichkeiten erhalten auch Leistungserbringer, die nicht Vertragsärzte sind, insbesondere Krankenhausträger, mittelbar Zugang zur vertragsärztlichen ambulanten Versorgung. Die Vertragsärzte können mit ihnen potenzielle Kapitalgeber gewinnen und durch den Zusammenschluss mit ärztlichen oder nichtärztlichen Leistungserbringern Kostenersparnisse erzielen, die über die einer auch fachübergreifenden Gemeinschaftspraxis oder bisherigen medizinischen Kooperationsgemeinschaft hinausgehen.

Hinzu kommen Erleichterungen bei der Anstellung von Ärzten. Die Beschäfti-

gung von mehr als einem ganztags oder zwei halbtags tätigen angestellten Ärzten ist zulässig, jeder ausgeschiedene Angestellte kann ohne Ausschreibung nachbesetzt werden. Die Arbeitszeiten können flexibler gehandhabt werden, da jeder Sitz auf bis zu vier Stellen geteilt werden kann. Nach fünf Jahren kann ein zusätzlicher Sitz ins System kommen.

Die Vorteile des MVZ gegenüber der Gemeinschaftspraxis werden durch die Änderungen der MBO allerdings relativiert, da diese einerseits die vertragsrechtlichen Möglichkeiten z.B. in § 23 a wieder einschränken, andererseits dem Arzt Möglichkeiten einräumen, die ansonsten nur über die Errichtung eines MVZ bestanden hätten. So gestattet § 19 Abs. 2 MBO-Ä neu die Anstellung fachfremder Ärzte, wenn der Behandlungsauftrag regelmäßig von Ärzten verschiedener Fachgebiete gemeinsam durchgeführt wird. Damit jedoch der Arzt in der Praxis ebenso agieren kann wie das MVZ, bedarf es noch weitergehender Umsetzungen in den vertragsärztlichen Vorschriften.

Durch den Zusammenschluss mehrerer Leistungserbringer im MVZ kann das MVZ eine Vorstufe zur integrierten Versorgung sein, da die Kassen auf diese Weise bereits einen „gebündelten" Vertragspartner haben, der ein Versorgungskonzept anbieten kann. Es ist allerdings keine zwingende Voraussetzung, ein MVZ zu gründen, bevor eine Integrierte Versorgung verhandelt werden kann.

2. Integrierte Versorgung

2.1 Die Änderung des Sozialgesetzbuches V zum 01.01.2000

Bis zum Jahr 2000 konnten Verträge im Bereich der Gesetzlichen Krankenversicherung (GKV) nur zwischen den Krankenkassen bzw. deren Landesverbänden und der Kassenärztlichen Vereinigung (KV) geschlossen werden. Diese Kollektivverträge regelten vollumfänglich die Vergütung der vertragsärztlichen Versorgung der Versicherten, die die Kassenärztliche Vereinigung aufgrund des Sicherstellungsauftrags nach § 75 Absatz 1 SGB V für die gesamte vertragsärztliche Versorgung zu übernehmen hatte. Die Vergütung wurde von den Krankenkassen mit befreiender Wirkung an die Kassenärztlichen Vereinigungen entrichtet, die diese wiederum in Abhängigkeit von den erbrachten vertragsärztlichen Leistungen an ihre Mitglieder, die niedergelassenen Vertragsärzte, verteilte. Einzelvergütungen von Kassen direkt an Vertragsärzte waren ausgeschlossen.

Durch das Gesundheitsreformgesetz 2000 kam es zum Paradigmenwechsel, denn es wurde den Kassen erstmals erlaubt, auch außerhalb der KV mit Gemeinschaften von Vertragsärzten und weiteren berechtigten – im Gesetz aufgezählten – Leistungserbringern Verträge zur vertragsärztlichen Versorgung abzuschließen. Die Möglichkeit des Abschlusses von Verträgen zur Integrierten Versorgung wurde erstmals mit Einführung des „Gesundheitsreformgesetzes 2000" zum 01. Januar 2000 in das Sozialgesetzbuch V aufgenommen. Da es vorgesehen war, dass die Verträge zur Integrierten Versorgung außerhalb des Kollektivsystems abzuschließen waren, lagen diese Leistungen außerhalb des Sicherstellungsauftrages der KV nach § 75 Absatz 1 SGB V.

Allerdings wurden bundesweit so gut wie keine Verträge zur Integrierten Versorgung abgeschlossen, da es vor Abschluss eines solchen Vertrags viele Hürden zu überwinden gab.

2.1.1 Leistungssektoren

Die Integrierte Versorgung alter Prägung musste nach den Vorschriften der §§ 140 b und 140 d SGB V immer „eine verschiedene Leistungssektoren übergreifende Versorgung" der Versicherten beinhalten.

Leistungssektoren übergreifende Versorgung bedeutet die organisatorische Überwindung der bisherigen traditionell getrennten Versorgungsbereiche mit Durchbrechung der starren Aufgabenteilung in der ambulanten und stationären, der stationären und rehabilitativen Versorgung, aber auch des hausärztlichen und fachärztlichen (Leistungssektoren-)Bereichs. Im Gesetz waren als Vertragspartner der Kassen Gemeinschaften von zur vertragsärztlichen Versorgung zugelassenen Ärzten und Zahnärzten, sonstige einzelne an der Versorgung teilnehmende Leistungserbringer oder deren Gemeinschaften (hierzu gehören u.a. Arznei-, Heil- und Hilfsmittelversorger), Soziotherapeuten, Einrichtungen der häuslichen Krankenpflege, Haushaltshilfen, Hebammen, Rettungsdienste, Krankentransporte, Krankenhausbehandlung, ambulante und stationäre Rehabilitation genannt. *Einzelne* Vertrags(zahn-)ärzte konnten keine Vertragspartner einer Integrierten Versorgung sein, nur deren Gemeinschaften, aber die Kassenärztlichen Vereinigungen selbst *konnten* Vertragspartner innerhalb der Integrierten Versorgung sein. Es musste sich also immer um leistungssektoren-übergreifende Versorgung im Verbund mehrerer Leistungserbringer handeln, die eine sektorübergreifende Verknüpfung von Leistungs- und Vergütungsinhalten vereinbaren sollten.

Es war demnach vorstellbar, dass z.B. eine Gemeinschaft von Chirurgen mit einem Krankenhaus bzw. der chirurgischen Abteilung des Krankenhauses vereinbarte, dass die hüftendoprothetische Versorgung von Versicherten einer bestimmten Krankenkasse Gegenstand eines Integrationsvertrages sein sollte. Die vertraglichen Leistungen hätten

dann so aussehen können, dass die Erstellung des Befundes mit der dazugehörigen Diagnostik und Feststellung des erforderlichen Eingriffs durch die Chirurgen und die stationäre Versorgung einschließlich Durchführung der Operation durch das Krankenhaus, die anschließende ambulante Nachsorge dann wieder durch die niedergelassenen Chirurgen zu erbringen gewesen wären.

Es hätte aber auch eine Integrationsvereinbarung eines Krankenhauses mit einer stationären Reha-Einrichtung geschlossen werden können, wobei als Leistungsinhalt z.B. die hüftendoprothetische Versorgung durch das Krankenhaus und die nachfolgende Rehabilitation direkt im Anschluss durch die stationäre Reha-Einrichtung hätte vereinbart werden können.

2.1.2 Einbeziehung der Kassenärztlichen Vereinigung

Im ursprünglich vorgesehenen Gesetzentwurf zur „Gesundheitsreform 2000" war vorgesehen, dass ein Integrationsvertrag zwischen Krankenkassen und zugelassenen Leistungserbringern des ambulanten vertragsärztlichen Bereichs nur nach vorheriger Information und Zustimmung durch die Kassenärztliche Vereinigung hätte abgeschlossen werden dürfen. Diese Bestimmung – die Zustimmungspflicht der KV – wurde wieder gestrichen.

Es war nur noch die Herstellung des Benehmens vorgesehen – also die Information an die KV, dass in ihrem Bereich ein Vertrag zur Integrierten Versorgung vorgesehen war. Der KV war ein Widerspruchsrecht eingeräumt und sie konnte ein Schlichtungsverfahren einleiten, wenn die Bestimmungen eines Vertragsentwurfs der Integrierten Versorgung nach ihrer Überzeugung gegen die Rahmenvereinbarung verstießen (Hess in Kasseler Kommentar zum SGB V, vor § 140 a, Rd. 9).

2.1.3 Rahmenvereinbarungen gemäß § 140 d SGB V alter Fassung:

In den Vorschriften des § 140 d SGB V war vorgesehen, dass die Spitzenverbände der Krankenkassen mit der Kassenärztlichen Vereinigung im Rahmen der Sicherstellung der vertragsärztlichen Versorgung verbindliche Rahmenvereinbarungen zur Integrierten Versorgung schließen mussten, die insbesondere Regelungen und Vorgaben zu folgenden Punkten enthalten musste:

- *Inhalt des Versorgungsauftrags:* beschrieb mögliche integrative Versorgungsformen und Anforderungen an verschiedene Leistungssektoren übergreifende Versorgung der Versicherten
- *Qualitätssicherung:* Verweis auf §§ 135 ff. SGB V zur Einhaltung und Durchführung von Qualitätssicherungsmaßnahmen sowie Nennung weiterer Qualitätsanforderungen

wie Behandlungsleitlinien, Teilnahme an Qualitätszirkeln und externer Qualitätssicherung, Möglichkeit der Überwachung dieser zusätzlichen Qualitätsanforderungen durch Kassenärztliche Vereinigung (KV)

- *Teilnahmevoraussetzungen:* wie Mindestanforderungen an die Vertragsärzte, Zusatzanforderungen hinsichtlich Qualifikation, besondere technische/personelle Ausstattung, Mindestbetreuungsanzahl von Patienten usw.

- *Mindestzahl teilnehmender Vertragsärzte:* unter Berücksichtigung der Gewährleistung einer ausgewogenen fachlichen Struktur, Übernahme bestimmter Budgetverantwortung

- *Höchstzahl teilnehmender Vertragsärzte:* Gewährleistung der notwendigen intensiven Kooperation unter den Leistungserbringern, Möglichkeit der Entscheidung der Versicherten zur Teilnahme an Integrierter Versorgung oder Regelversorgung

- *Einbeziehung der hausärztlichen Versorgung:* soweit diese aus fachlichen Gründen nicht möglich war, Verpflichtung zum Informations- und Kooperationsaustausch mit den Hausärzten

- *Vereinbarung mit kooperierenden Ärzten:* Zustimmungserfordernis der KV, wegen Erbringung der Leistungen des kooperierenden Arztes über Regelversorgung, Abrechnung dieser Leistungen direkt über KV mit Leistungserbringerverbund (Ärzte der IV)

- *Finanzierung, Vergütung:* Für die Finanzierung hatte die Krankenkasse Mittel bereitzustellen, damit die Leistungen angemessen vergütet wurden; die Gesamtvergütung musste um die entsprechenden Mittel bereinigt werden, sofern die Kassen nicht bereit waren, die Finanzmittel zusätzlich zur Verfügung zu stellen.

In der Rahmenvereinbarung war ausdrücklich vorgesehen, dass die Kassenärztliche Vereinigung einzelne Mitglieder, also Vertragsärzte, zu Fragen der Integrierten Versorgung und möglichen Verträgen, deren Inhalten und Vergütungsmöglichkeiten beraten durfte.

Darüber hinaus war es in den Regelungen der §§ 140 b ff. ausdrücklich vorgesehen, dass nach Vertragsschluss weitere Krankenkassen jederzeit den abgeschlossenen Verträgen beitreten konnten; auch die Kassenärztliche Vereinigung hatte sich dieses Recht in der Rahmenvereinbarung sichern lassen.

2.1.4 Vergütungsregelungen in der Fassung des „Gesundheitsreformgesetzes" zum 01.01.2000

Zudem war in den ab dem Jahr 2000 gültigen Vorschriften hinsichtlich der Vergütung vorgesehen, dass sämtliche Leistungen, die von teilnehmenden Versicherten in Anspruch genommen wurden, aus der Vergütung der Integrierten Versorgung bezahlt werden mussten. So waren also auch die Leistungen daraus zu vergüten, die von

nicht an der Integrierten Versorgung teilnehmenden Ärzten erbracht wurden. Dies konnte vor allem dann ein Problem werden, wenn pauschalierte Leistungen oder auch Komplexvergütungen vereinbart wurden.

In diesem Falle war für bestimmte Leistungen für einen Versicherten eine definierte Vergütungshöhe vereinbart worden. Wenn die Versicherten dann Leistungen von nicht teilnehmenden Ärzten in Anspruch nahmen, mussten auch diese Leistungen von den teilnehmenden Leistungserbringern mit aus den vereinbarten Komplexpauschalen vergütet werden. Aus den Vergütungsvolumen der Integrierten Versorgung mussten auch die Leistungen finanziert werden, die der eingeschriebene Versicherte in Anspruch genommen hatte und die in keinem Zusammenhang mit dem Leistungsinhalt der Integrierten Versorgung standen.

Damit hatten die teilnehmenden Leistungserbringer das gesamte Morbiditätsrisiko der Versicherten zu übernehmen. Sie hatten also über die vereinbarten Leistungen das gesamte Erkrankungsrisiko und damit einhergehend die Vergütung für alle erbrachten Leistungen des Versicherten, unabhängig davon, ob diese Leistungen innerhalb oder außerhalb des Vertrags abgerufen wurden, zu gewährleisten. Dies barg ein nicht zu überschauendes Risiko in sich; es war zu befürchten, dass gerade auch bei chronischen Erkrankungen eine Kalkulation der zu erwartenden Leistungen nicht möglich war.

All diese Regelungen waren nicht unbedingt dazu geeignet, die Leistungserbringer für den Abschluss von Integrationsverträgen zu gewinnen, deshalb wurden flächendeckend in der Bundesrepublik auch nur einige wenige einzelne Verträge abgeschlossen.

2.1.5 Reaktion des Gesetzgebers

Der eigentliche Wille des Gesetzgebers, durch die Möglichkeit des Abschlusses integrierter Versorgungsverträge mehr Wettbewerb in das System der vertragsärztlichen Versorgung zu bringen und durch innovative Konzepte eine Weiterentwicklung des krankenden Systems zu erreichen, wurde durch diese zahlreichen Bedingungen geradezu verhindert. Es gab weiterhin eine Abschottung der einzelnen Leistungssektoren, eine Überwindung z.B. der Sektorengrenzen ambulant/stationär oder stationär/rehabilitativ war leider nicht zu erkennen.

Die damit beabsichtigte Wirkung des Gesetzgebers, eine optimal aufeinander abgestimmte Behandlung eines Patienten mit Vermeidung von Doppeluntersuchungen, leistungssektorenübergreifende Behandlungskonzepte zu initiieren war nicht eingetreten. Es wurde erkannt, dass mit ein Grund dafür die ungünstigen Vorgaben wie Rahmenvereinbarung, unklare Vergütungsregelungen, fehlende Bereinigungsvorschrif-

ten, Übernahme des kompletten Morbiditätsrisikos durch die teilnehmenden Leistungserbringer an der Integrierten Versorgung waren, aber auch die eher verhindernde Haltung der KV, weshalb der Gesetzgeber im Rahmen des Gesetzes zur Modernisierung der gesetzlichen Krankenversicherung (GKV-Modernisierungsgesetz – GMG) die Möglichkeit zu Veränderungen nutzte.

2.2 Die Neufassung der §§ 140 a ff. SGB V durch das GMG ab 1. Januar 2004

Die Inhalte der §§ 140 a ff. SGB V wurden vereinfacht und weitgehend neu formuliert mit dem Verzicht auf eine rahmenvertragliche Regelung; auch eine Beteiligung der Kassenärztlichen Vereinigung ist nicht mehr vorgesehen. Zudem wurden die Bestimmungen zur Finanzierung der Leistungen transparenter gestaltet und entsprechend eindeutiger formuliert sowie den künftigen Vertragspartnern mehr Gestaltungsfreiheit gelassen.

2.2.1 Gesetzesbegründung zur Neufassung der §§ 140 a ff. SGB V

In der Gesetzesbegründung zu § 140 a heißt es dazu, dass bei der Neufassung der Paragraphen auf die beschreibende

Darstellung der Integrierten Versorgung verzichtet wurde.

Das Gesetz fokussiere sich auf den „Kern" der Integrierten Versorgung: Krankenkassen und Leistungserbringer schließen Verträge über die Versorgung der Versicherten außerhalb des Sicherstellungsauftrags nach § 75 a Absatz 1 ab.

Die Versorgung wird auf einzelvertragliche Grundlage und nicht im Rahmen eines kollektiv vertraglich vereinbarten Normensystems durchgeführt. Die Anbindung der Integrierten Versorgung an das Versorgungsgeschehen im Rahmen des Kollektivvertrages und insbesondere an den Sicherstellungsauftrag der Kassenärztlichen Vereinigungen unterbleibt.

Die bislang nach geltendem Recht vorgesehene Verzahnung zwischen dem Sicherstellungsauftrag und der einzelnen vertraglichen Absprache zur Integrierten Versorgung machte die Rechtslage und die Abwicklung der vertraglichen Rechtsbeziehungen unübersichtlich und unberechenbar. Sie habe sich so als eines der Hindernisse für den Abschluss von Verträgen zur Integrierten Versorgung erwiesen.

Aus diesem Grunde werde die Verantwortung für die Abfassung der vertraglichen Rechte und Pflichten allein in die Verantwortung der Vertragspartner gegeben. Eine Einflussnahme Dritter, etwa über die bisherigen Rahmenvereinbarungen nach § 140 d, scheide aus. Den Vertragspartnern werde so auch die Bedeutung ihrer alleinigen Verantwortung für die Versorgung der Versicherten verdeutlicht. Auch erhielten damit die am Aufbau Integrierter Versorgung Beteiligten Verhandlungs- und Gestaltungsspielräume, die für die Ausgestaltung der Integration begründenden Verträge und für innovatives unternehmerisches Handeln notwendig seien.

Der Wettbewerb um eine sachangemessene und „kluge" Integration der verschiedenen Leistungsbereiche setze voraus, den Akteuren vor Ort Freiheit zur Gestaltung in Eigenverantwortung einzuräumen.

2.2.2 Übersicht der wesentlichen Änderungen der Vorschriften zur Integrierten Versorgung (§§ 140 a, b ff. SGB V)

2.2.2.1 Keine Beteiligung der Kassenärztlichen Vereinigung

Bei Verträgen zur Integrierten Versorgung ist die Kassenärztliche Vereinigung nicht mehr länger als Vertragspartner vorgesehen.

Die Verträge werden künftig ausschließlich direkt zwischen den Krankenkassen auf der einen Seite und den in § 140 b Absatz 1 Nr. 1 bis 5 SGB V genannten, zur vertragsärztlichen Versorgung zugelassenen Ärzten, Zahnärzten, Trägern von zugelassenen Krankenhäusern und weiteren dort genannten Leistungserbringern auf der anderen Seite geschlossen. Der Kassenärztlichen Vereinigung müssen die Verträge weder vorgelegt werden, noch ist sie sonst in irgendeiner Form an der Gestaltung, Überwachung von Qualitätskriterien, Regelung der Vergütung oder deren Abrechnung beteiligt. Auch die Rahmenregelungskompetenzen der Kassenärztlichen Bundesvereinigung sind entfallen. Allerdings können KVen und Krankenkassen in den Gesamtverträgen auf Landesebene Rahmenregelungen zur Integrierten Versorgung treffen. Bislang ist aber seitens der Krankenkassen keine Bereitschaft erkennbar, sich ihre neu gewonnene Vertragsfreiheit abverhandeln zu lassen. Da die KVen nicht als Vertragspartner benannt sind, sind sie nicht berechtigt, als „Dritte" im Sinne von § 140 b Abs. 5 SGB V einem Integrationsvertrag beizutreten – auch nicht bei Zustimmung aller anderen Vertragspartner –, auch wenn vereinzelt KVen hierzu eine andere Ansicht vertreten.

2.2.2.2 Regelungen zur Vergütung und Anschubfinanzierung

Waren bislang nur unklare, komplizierte Regelungen für die Finanzierung der Leistungen und die Bereinigung der Vergütungen für Leistungen der Integrierten Versorgung vorhanden, so hat der Gesetzgeber nunmehr die Finanzierung dieser Leistungen präzisiert und in die Vorschriften der §§ 140 b ff. SGB V ausdrücklich aufgenommen. Somit ist es nicht mehr länger Sache der Gesamt-

vertragspartner, hierüber in Rahmenverträgen Regelungen vorzusehen.

Neben der Anschubfinanzierung in Höhe von 1% der Gesamtvergütung während der ersten 3 Jahre nach Neuregelung der Integrierten Versorgung wurden in den einschlägigen Vorschriften bereits auch genaue Vorgaben aufgenommen, wie die Gesamtvergütungen für die Leistungen und auch die Anschubfinanzierung zu bereinigen sind (siehe Punkt 2.3.5.1).

2.2.2.3 Keine Beratung durch die Kassenärztliche Vereinigung/KV Consult

Da die Kassenärztlichen Vereinigungen nicht länger als Vertragspartner bei der Integrierten Versorgung vorgesehen sind, wird in der Gesetzbegründung hierzu ausdrücklich erwähnt, dass aus diesem Grunde sich die Vertragsärzte nicht mehr zu Fragen der Integrierten Versorgung von den Kassenärztlichen Vereinigungen beraten lassen können.

Die Kassenärztlichen Vereinigungen sollen sich nach dem Willen des Gesetzgebers auf die Erfüllung des verbleibenden Sicherstellungsauftrags konzentrieren und sich nicht mit Hilfsfunktionen zu Gunsten einzelner Mitglieder bei der Erledigung von deren Aufgaben – außerhalb des Sicherstellungsauftrags – belasten.

Dies hat in den Kassenärztlichen Vereinigungen zu erheblichen Irritationen und Verwerfungen geführt, nicht zuletzt auch deshalb, weil man sich auf

Bundesebene auf keine einheitliche Linie einigen konnte, ob diese Aufgaben nicht auf eine sogenannte „KV-Consult" – einer Tochtergesellschaft – übertragen werden können.

Es wurden hinsichtlich der Rechtmäßigkeit und Zulässigkeit einer solchen Einrichtung aus verschiedenen Landes-KVen rechtliche Bedenken erhoben. Einige wenige Landes-KVen haben sich darüber hinweggesetzt und mittlerweile Tochterberatungsgesellschaften – also eine KV-Consult – gegründet.

Eine KV-Consult darf nur auf dem Boden gesonderter Gebührenerhebungen tätig weren, da die Tätigkeiten für Aufgaben außerhalb des gesetzlichen Aufgabenkataloges für einige wenige Mitglieder nicht aus den Verwaltungskosten bezahlt werden dürfen, die von allen per Umlage erhoben werden.

Selbst bei getrennter Finanzierung verbleibt das Problem der Interessenskollision, wenn Personenidentität zwischen den Mitarbeitern der KV und den „KV-Consultants" besteht. Wenn der „KV-Consultant" Interessierte an einer Integrierten Versorgung berät und gute Honorare für Leistungen innerhalb der Integrierten Versorgung verhandelt, werden diese Vergütungsanteile aus der Gesamtvergütung im KV-Bereich herausgerechnet und schmälern das Einkommen der KV-Mitglieder, die der „KV-Consultant" als KV-Mitarbeiter zu vertreten hat; ein unauflösbarer Interessenkonflikt!

Zulässig ist es jedoch, wenn die KVen – außerhalb ihrer originären Zuständigkeit – die Abrechnung und Vergütung für Leistungen innerhalb der Integrierten Versorgung – in Konkurrenz zu anderen Abrechnungsstellen – übernehmen. Dies kann nur – so die überwiegende Meinung – nach Genehmigung der zuständigen Aufsichtsbehörde gegen gesonderte Berechnung übernommen werden, da die Übernahme solcher Aufgaben als nicht originäre Dienstleistung zu verstehen ist. Die damit einhergehende Umsatz- und Körperschaftssteuerproblematik sollte vorab entsprechend mit den zuständigen Behörden geklärt werden.

2.2.2.4 Leistungssektorenübergreifende und/oder interdisziplinär-fachübergreifende Versorgung

Sahen die vorigen Bestimmungen des § 140 a Absatz 1 SGB V noch vor, dass Verträge der Integrierten Versorgung zwingend Leistungssektoren übergreifend gestaltet sein mussten, so wurde diese Voraussetzung in den nunmehr geltenden Bestimmungen dahingehend modifiziert, wonach es künftig auch möglich ist, nur interdisziplinär-fachübergreifende Versorgung im Vertragsinhalt vorzusehen.

So haben die Vertragspartner nunmehr einen sehr viel größeren Verhandlungsspielraum, da es völlig ausreichend ist, wenn z.B. innerhalb der Integrierten Versorgung ausschließlich kurativ ambulante Leistungen vereinbart werden zwischen verschiedenen Facharztgruppen – mit oder ohne Beteiligung weiterer Leistungserbringer.

Es müssen also nicht zwingend sektorenübergreifende Leistungen (z.b. ambulant-stationär) als Vertragsgegenstand vereinbart werden. Es sind demnach also künftig auch nur ambulant erbrachte Leistungen von Ärzten verschiedener Fachgebiete oder Integrationsverträge mit Krankenhausabteilungen verschiedener Fachrichtungen ausreichend.

Zudem können die Krankenkassen gemäß § 140 b Absatz 1 SGB V nun auch mit *einzelnen*, zur vertragsärztlichen Versorgung zugelassenen Leistungserbringern Verträge zur Integrierten Versorgung abschließen. Entgegen der vorherigen Regelung wurde darauf verzichtet, nur mit Gemeinschaften von Leistungserbringern Verträge zuzulassen. Dadurch wurden sehr viel mehr Möglichkeiten hinsichtlich potenzieller Vertragspartnerschaften als zuvor geschaffen.

Es ist demnach künftig für die Krankenkassen rechtlich möglich, auch nur mit zwei verschiedenen Fachärzten oder mit einem Krankenhaus und einem Vertragsarzt bzw. mit einer Reha-Einrichtung und einem Vertragsarzt einen Integrierten Versorgungsvertrag zu schließen.

2.2.2.5 Finanzierung der Investitions- und Organisationskosten

Ein weiteres Hindernis, Verträge zur Integrierten Versorgung zu schließen, wurde in den in aller Regel zu erwartenden hohen Investitions- und Organisationskosten bei hohem unternehmerischem Risiko gesehen. U.a. deshalb wurde zum einem vom Grundsatz der Beitragsstabilität während der ersten 3 Jahre abgesehen sowie für diese Zeit auch eine Anschubfinanzierung in Höhe von 1% der Gesamtvergütung vorgesehen.

Die Anschubfinanzierung, bei der von einem Volumen von ca. 660 – 700 Millionen Euro ausgegangen wird, wurde mit dem Ziel der Förderung der Integrierten Versorgung im neugefassten § 140 d Absatz 1 aufgenommen.

Die Mittel, die, wie schon oben dargestellt, ausschließlich in dem Bezirk der Kassenärztlichen Vereinigung oder des Krankenhauses, in dem sie einbehalten wurden, verwendet werden dürfen, dürfen auch nur für die in Integrationsverträgen vereinbarten Vergütungen verwendet werden. Hierüber ist von den Krankenkassen ein lückenloser Nachweis zu führen.

Die „Offenbarungspflicht" besteht aber nicht gegenüber den einzelnen KVen oder Krankenhäusern, sondern vielmehr gegenüber der eigens hierfür eingerichteten „Gemeinsamen Registrierungsstelle zur Unterstützung der Umsetzung des § 140 d SGB V" in Dortmund. Eine endgültige Abrechnung der Leistungen aus der Anschubfinanzierung erfolgt zum Ende des für die Anschubfinanzierung vorgesehenen Zeitraums. Die nicht benötigten, aber einbehaltenen Gelder müssen dann wieder an die Institutionen zurückfließen, bei denen sie einbehalten wurden.

2.2.2.6 Vergütungsumfang

Die Vergütung gemäß § 140 c umfasst alle Leistungen innerhalb der Integrierten Versorgung im Rahmen des vertraglich vereinbarten Versorgungsauftrags. Davon können auch die Leistungen umfasst sein, die von den Vertragspartnern an Ärzte oder an andere Leistungserbringer außerhalb der Integrierten Versorgung überwiesen werden. Diese Regelungen können aber klar im Vertrag abgegrenzt und definiert werden.

Dies stellt eine erhebliche Erleichterung gegenüber der bisherigen geltenden Regelung dar. Bei dieser war noch gesetzlich vorgesehen, dass das gesamte Morbiditätsrisiko der in einer Integrierten Versorgung eingeschriebenen Versicherten von den Vertragspartnern übernommen werden musste (vgl. Punkt 2.1.4).

Mit der Neuregelung des § 140 c besteht nun die Möglichkeit, die Leistungen innerhalb der Integrierten Versorgung vertraglich zu definieren und festzulegen. Nur diese Leistungen werden über die Integrierte Versorgung vergütet. Darüber hinausgehende oder weitere andere Leistungen außerhalb des Versorgungsauftrags des Vertrages werden – wie eh und je – über die Chipkarte des Patienten zu Lasten der Gesamtvergütung abgerechnet. Dies bedeutet für die Vertragspartner der Integrierten Versorgung, dass sie nicht mehr das gesamte Morbiditätsrisiko des Versicherten tragen müssen.

2.3 Die Neuregelungen der §§ 140 a ff. im Einzelnen

2.3.1 Krankenkassen – die per Gesetz geborenen Vertragspartner

In den Vorschriften des § 140 b ff. ist geregelt, dass die Krankenkassen mit bestimmten Leistungserbringern Verträge über eine Integrierte Versorgung mit den im § 140 b Absatz 1 genannten Vertragspartnern abschließen können. Das bedeutet, dass die Krankenkassen die per Gesetz geborenen und berechtigten Vertragspartner der Integrierten Versorgung sind. Mit wem sie die Verträge vereinbaren können, ist abschließend in § 140 b Absatz 1 geregelt; eine Verpflichtung zum Abschluss eines Vertrags mit bestimmten Ärzten oder Gruppen oder sonstigen in der vertragsärztlichen Versorgung beteiligten und in § 140 b SGB V genannten Leistungserbringern besteht indes nicht. Allerdings dürfen sich nur einzelne Krankenkassen oder auch verschiedene Krankenkassen zusammenschließen, um mit zugelassenen Leistungserbringern über Integrierte Versorgungsverträge zu verhandeln. Den Landes- oder Bundesverbänden der Krankenkassen ist dies nicht gestattet; unbenommen ist es aber den Krankenkassen, ihre Verbände dazu zu bevollmächtigen.

2.3.2 Mögliche Vertragspartner der Krankenkassen

Sämtliche von den Krankenkassen zu wählende mögliche Vertragspartner sind im § 140 b Absatz 1 in den Nr. 1 bis 5 abschließend aufgezählt.

2.3.2.1 *Ärzte und Zahnärzte*

In § 140 b Absatz 1 Nr. 1 werden zunächst *einzelne, zur vertragsärztlichen Versorgung zugelassene* Ärzte und Zahnärzte genannt. Es dürfen also nur die zur vertragsärztlichen Versorgung zugelassenen Ärzte (unabhängig von der Fachrichtung) sowie die an der vertragszahnärztlichen Versorgung teilnehmenden Zahnärzte als Vertragspartner vorgesehen werden.

Zudem werden auch die einzelnen sonstigen, nach Kapitel 4 des SGB V zur Versorgung der Versicherten berechtigten Leistungserbringer oder deren Gemeinschaften vorgesehen. Die nach dem 4. Kapitel zur Versorgung der Versicherten berechtigten Leistungserbringer sind – neben Ärzten und Zahnärzten – die nachfolgend genannten.

2.3.2.2 *Psychotherapeuten*

Potenzielle Vertragspartner für Integrationsverträge sind auch Psychotherapeuten, die zur Behandlung von gesetzlich Versicherten berechtigt sind. Hierfür ist – wie auch bei Ärzten – eine Zulassung erforderlich.

2.3.2.3 *Ermächtigte Krankenhausärzte*

Krankenhausärzte können zur vertragsärztlichen ambulanten Versorgung gemäß § 116 SGB V ermächtigt werden, wenn dies zur Sicherstellung der vertragsärztlichen Versorgung erforderlich ist. In diesen Fällen werden die Krankenhausärzte ermächtigt, bestimmte, ausgewählte Leistungen in der ambulanten Versorgung für eine befristete Zeit zu erbringen.

2.3.2.4 *Zahntechniker*

Zahntechniker nehmen ebenfalls an der vertragszahnärztlichen Versorgung durch Vertrag mit den Krankenkassen teil. Ihre Beziehungen zu den Krankenkassen sind in § 88 SGB V geregelt.

2.3.2.5 *Zugelassene Heilmittelabgeber*

Diese sind per Vertrag für die Versorgung der Versicherten zuzulassen und haben unter Beachtung der in § 124 SGB V genannten sozialgesetzlichen und vertraglichen Vorschriften zu Lasten der gesetzlichen Krankenkasse für die Versicherten die entsprechenden Leistungen zu erbringen. Dazu gehören

Physiotherapeuten, Krankengymnasten, Ergotherapeuten, Logopäden usw.

2.3.2.6 Zugelassene Hilfsmittelerbringer

Sie sind zur vertragsärztlichen Versorgung zuzulassen, sofern sie die im § 126 SGB V genannten Voraussetzungen gewährleisten und die zu beachtenden Vorschriften anerkennen. Dazu gehören vor allem die Sanitätshäuser, Hörgeräteakustiker, Optiker, Orthopädiemechaniker, Orthopädieschuhmacher usw.

2.3.2.7 Haushaltshilfen, Pflegedienste für häusliche Krankenpflege, Hebammen usw.

Weiterhin fallen unter die in § 140 b Absatz 1 Nr. 1 SGB V Genannten auch Haushaltshilfen, Pflegedienste für häusliche Krankenpflege, Soziotherapeuten und Hebammen. Diese können alle an der ambulanten Versorgung der gesetzlich Versicherten per Vertrag teilnehmen. Auch bei ihnen ist aber davon auszugehen, dass sie keinen eigenen Leistungssektor darstellen, sondern immer nur Teil eines bestimmten Sektors sind.

Zudem sind unter § 140 b Abs. 1 Nr. 1 SGB V auch die Leistungserbringer des 4. Kapitels einzuordnen, die nicht unter die Nachgenannten der Nr. 2 des § 140 b Absatz 1 SGB V fallen, nämlich die Träger der Sozialpädiatrischen Zentren, Träger von Hochschul- und Psychiatrischen Institutsambulanzen sowie die Träger ermächtigter gesetzlich geleite-

ter Institutsambulanzen und die Einrichtungen mit Dispensaire-Auftrag nach § 311 SGB V. Es handelt sich dabei um die Polikliniken in den neuen Bundesländern. Diese können grundsätzlich dann Vertragspartner von Integrationsverträgen sein, wenn sie zur Versorgung von gesetzlich Versicherten zugelassen sind und dementsprechende Verträge mit der jeweiligen Krankenkasse bzw. deren Landesverbänden abgeschlossen haben.

2.3.2.8 Apotheken

Hierbei ist zunächst zu unterscheiden zwischen öffentlichen Apotheken (Offizinapotheken) und Krankenhausapotheken.

Offizinapotheken

Offizinapotheken und auch Versandapotheken können gemäß § 129 Absatz 5 b SGB V an vertraglich vereinbarten Versorgungsformen beteiligt werden; diese Angebote sind aber öffentlich auszuschreiben.

Bei einer Beteiligung von Offizinapotheken an der Integrierten Versorgung kann in diesen Verträgen Näheres über Qualität und Struktur der Arzneimittelversorgung für die an der Integrierten Versorgung teilnehmenden Versicherten, auch abweichend von den Vorschriften des SGB V, vereinbart werden. Dies bezieht sich aber nur auf beispielsweise Regelungen zur Auswahl preisgünstiger, vergleichbarer Arzneimittel aufgrund der ärztlichen Verordnung, auch aufgrund einer Dauerverordnung. Es kann aber im Rahmen von Integrierten Versorgungsaufträgen nicht von der geltenden Arzneimittelpreisverordnung abgewichen werden. Die Preisbindung wurde lediglich für nicht verschreibungspflichtige Arzneimittel aufgehoben, für rezeptpflichtige Medikamente gelten also auch innerhalb einer Integrierten Versorgung die festgelegten Arzneimittelpreise.

Ein möglicher Vorteil der Einbeziehung von Apotheken in Integrierte Versorgungsformen kann das Arzneimittelmanagement sein, das heißt, eine verbesserte Kooperation zwischen Leistungserbringern und Apotheke. Es soll z.B. eine taggleiche Versorgung – auch mit Home-Servie denkbar – gewährleistet werden, Doppelverordnungen sollen vermieden und soweit möglich Indikationsprofile erstellt werden, auch sind Schulungen für Patienten hinsichtlich Medikamenteneinnahme denkbar.

Krankenhausapotheken

Krankenhausapotheken oder krankenhausversorgende Apotheken dürfen gemäß § 14 Absatz 4 Apothekengesetz verordnete Arzneimittel für Versicherte in der ambulanten Versorgung in engen Grenzen abgeben. Zwingende Voraussetzung ist, dass mit den Trägern des zugelassenen Krankenhauses eine Vereinbarung gem. § 129 a SGB V über die Abgabe besteht, insbesondere auch über den Abgabepreis, da die Arznei-

mittelpreisverordnung nicht für Krankenhausapotheken gilt.

Arzneimittel dürfen für die im Krankenhaus ambulant behandelten Patienten unter Beachtung der Vorschriften des § 14 Absatz 4 Apothekengesetz abgegeben werden. Darin ist vorgesehen, dass die Krankenhausapotheke unter anderem dann, wenn das Krankenhaus vertraglich zur ambulanten Versorgung (z.B. § 140 b Absatz 4 Satz 3 SGB V) der Patienten berechtigt ist, zur unmittelbaren Anwendung Arzneimittel abgeben darf. Darüber hinaus darf nach der ambulanten Behandlung die zur Überbrückung benötigte Menge an Arzneimitteln aus Beständen der Krankenhausapotheke dann mitgegeben werden, sofern im unmittelbaren Anschluss ein Wochenende oder Feiertag folgt. Damit ist klargestellt, dass eine „ambulante Regelversorgung" der Versicherten über die Krankenhausapotheke nicht möglich ist, hierfür ist nach wie vor ausschließlich die Offizinapotheke zuständig. Eine grundsätzliche Öffnung der Krankenhausapotheke für den ambulanten Bereich ergäbe einen ungleichen Wettbewerb der Krankenhausapotheke mit den öffentlichen Apotheken, da letztere im Gegensatz zu den Krankenhausapotheken neben der Bindung an die Arzneimittelpreisverordnung in der Regel eine stärkere Steuerbelastung (Umsatzsteuer) sowie eine stärkere wirtschaftliche Belastung durch Betriebs-, Personal-, und Investitionskosten haben, die alleine durch Einkünfte aus den

Verkäufen von Arzneimitteln gedeckt werden müssen. Diese Kosten werden im Krankenhausbereich durch Mischkalkulation des gesamten Krankenhausbetriebes oder des Betreibers des Krankenhauses, der in der Regel die öffentliche Hand ist, getragen oder entfallen, wie z.B. die Zahlung der Umsatzsteuer. Aus diesem Grunde ist – nach wie vor – nur in den oben beschriebenen eng gesteckten Grenzen eine ambulante Versorgung der Versicherten über die Krankenhausapotheke möglich (Frehse/Kleinke, www.ra-wigge.de 2004).

Eine Ausschreibung ist bei Einbeziehung der Krankenhausapotheke nicht notwendig; wenn ein Krankenhaus Vertragspartner in der Integrierten Versorgung ist, kann als rechtlich unselbstständige Einheit des Krankenhauses auch die Krankenhausapotheke bzw. die krankenhausversorgende Apotheke einbezogen werden.

Bei all diesen – nichtärztlichen – Leistungserbringern, wie z.B. der Apotheke, dem Pflegedienst, dem Optiker etc. gilt, dass diese Leistungserbringer nicht isoliert Vertragspartner einer Integrierten Versorgung sein können, sondern nur immer zusätzlich zu Leistungserbringern anderer Sektoren (sei es stationär und/oder ambulant) einbezogen werden können.

2.3.2.9 Stationäre Einrichtungen

In Nr. 2 des § 140 b Absatz 1 SGB V werden die Träger von zugelassenen Krankenhäusern, Vorsorge- und Rehabilitationseinrichtungen sowie ambulanten Reha-Einrichtungen, die zur Versorgung der Versicherten berechtigt sind, genannt.

Krankenhäuser gelten gemäß § 108 SGB V als zugelassen, sofern sie entweder den Status als Hochschulkliniken im Sinne des Hochschulbauförderungsgesetzes haben oder in den Krankenhausplan des jeweiligen Bundeslandes aufgenommen sind. Es ist auch möglich, dass einzelne Krankenhäuser gemäß § 108 Nr. 3 SGB V einen Versorgungsvertrag mit den Landesverbänden der Krankenkassen oder den Verbänden der Ersatzkassen abschließen. Krankenkassen dürfen gemäß § 111 SGB V nur in solchen Vorsorge- und Rehabilitationseinrichtungen medizinische Leistungen erbringen lassen, mit denen ein Versorgungsvertrag besteht. Diese sind von den Landesverbänden der Krankenkassen bzw. den Verbänden der Ersatzkassen mit den Kliniken zu schließen.

2.3.2.10 Medizinische Versorgungszentren

In § 140 b Abs. 1 Nr. 3 SGB V werden als mögliche Leistungserbringer ausdrücklich die Träger von Medizinischen Versorgungszentren genannt. Medizinische Versorgungszentren sind fachübergreifende ärztlich geleitete ambulante Einrichtungen, die mit Einführung des GMG neu in das Sozialgesetzbuch aufgenommen wurden.

In den Medizinischen Versorgungszentren können Ärzte als selbständige Vertragsärzte oder auch angestellte Ärzte tätig sein. Die Zentren selbst können nur von Leistungserbringern, die aufgrund von Zulassung, Ermächtigung oder Vertrag an der vertragsärztlichen Versorgung teilnehmen, gegründet werden (siehe Kapitel 1.).

2.3.2.11 Managementgesellschaften

In § 140 b Abs. 1 Nr. 4 SGB V werden Träger von Einrichtungen genannt, die eine Integrierte Versorgung nach § 140 b durch nach dem 4. Kapitel berechtigte Leistungserbringer zur Versorgung der Versicherten anbieten. In der hierzu gehörigen Gesetzesbegründung wird erläutert, dass damit Träger gemeint sind, die nicht selbst Versorger sind, sondern eine Versorgung durch dazu berechtigte Leistungserbringer anbieten.

Es handelt sich also um „Managementgesellschaften", die mit den Krankenkassen Verträge zur Integrierten Versorgung abschließen und sich verpflichten, die Leistung durch die übrigen nach dem Katalog zugelassenen Leistungserbringer, also zugelassene Ärzte, Krankenhäuser und alle weiteren in § 140 b Abs. 1 Nr. 1 bis 5 Genannten, erbringen zu lassen. Dies setzt Verträge der Managementgesellschaft mit zugelassenen Leistungserbringern über den „Einkauf von Leistungen" voraus. Es wird sich immer dann um Managementgesellschaften handeln, wenn ein Gesellschafter nicht auch zugleich Leistungserbringer ist oder eine Leistungsgemeinschaft von Leistungserbringern darstellt. Als Managementgesellschaften kommen somit unter anderem pharmazeutische Unternehmen oder auch Medizinproduktehersteller in Betracht, da sie zwar keine zugelassenen Leistungserbringer nach dem 4. Kapitel des SGB V sind, aber die Logistik für vertragsärztliche Leistungen anbieten können. Nicht zugelassen als Vertragspartner – auch nicht unter den Begriff Managementgesellschaften zu subsumieren – sind die Kassenärztlichen Vereinigungen.

2.3.2.12 Gemeinschaften von Leistungserbringern

Gemäß § 140 b Abs. 1 Nr. 5 SGB V können Krankenkassen auch mit Gemeinschaften der vorgenannten Leistungserbringer (Leistungserbringergemeinschaften) wie z.B. einem Leistungsverbund bestehend aus mehreren Ärzten oder Berufsverbänden verschiedener Fachgruppen, Verträge zur Integrierten Versorgung abschließen.

Demnach können die potenziellen Leistungserbringer die Verträge sowohl alleine als Einzelpersonen mit der jeweiligen Krankenkasse abschließen, sie haben aber auch die Möglichkeit sich mit mehreren der in § 140 b Absatz 1 genannten Leistungserbringer als Leistungsverbund z.B. in Form einer BGB-Gesellschaft oder auch als GmbH zusammenzuschließen. Soweit Berufsverbände Vertragspartner sind, können diese die Verträge zwar nicht verbindlich für alle ihre Mitglieder abschließen (es sei denn, die Satzung sieht Entsprechendes vor), sie können aber Rahmenverträge vereinbaren, denen die Mitglieder beitreten können.

2.3.3 Teilnahme der Versicherten

Die Versicherten der jeweiligen Krankenkasse sind nicht verpflichtet, an Integrierten Versorgungsformen teilzunehmen, dies ist nur auf freiwilliger Basis möglich.

Die Teilnahme eines Versicherten an einem Vertrag zur Integrierten Versorgung wird in aller Regel durch Bestätigung einer Teilnahme-Erklärung erfolgen, die durch einen der beteiligten Leistungserbringer an die Krankenkasse übermittelt wird.

Um eine Teilnahme zu ermöglichen, ist die Krankenkasse gemäß § 140 a Absatz 3 SGB V gegenüber den Versicherten verpflichtet, diese umfassend über die Verträge zur Integrierten Versorgung, die teilnehmenden Leistungserbringer, besondere Leistungen und vereinbarte Qualitätsstandards zu informieren. Diese Informationspflicht der Krankenkassen ist vertraglich – auch teilweise – übertragbar auf die Leistungserbringer. Diese könnten sich diese zusätzliche Verpflichtung von den Krankenkassen honorieren lassen.

Die Krankenkassen können für teilnehmende Versicherte Vergünstigungen einräumen, wie z.B. Zuzahlungsbefreiungen, z.B. in Form der Befreiung von der Praxisgebühr, zwingende Voraussetzung ist dies allerdings nicht. Auch hier ist gegenüber der vorigen Regelung eine wesentliche Änderung eingetreten. Sah die alte Regelung noch vor, dass sich die Versicherten bei Teilnahme für mindestens ein Jahr in die Integrierte Versorgung einzuschreiben haben und Boni nur dann gewährt werden können, wenn die neue Versorgungsform zu Einsparungen geführt hat, so ist es nunmehr den Krankenkassen völlig frei überlassen, ob sie eine zeitliche Mindestteilnahme von ihren Versicherten verlangen oder aber ob sie ohne weitere Voraussetzungen bereit sind, Boni und sonstige Vergünstigungen, wie vorgenannt, zu gewähren.

2.3.4 Vertragsform

Bei Verträgen zur Integrierten Versorgung handelt es sich – wie bei den Gesamtverträgen zwischen Krankenkassen und KVen – um öffentlich-rechtliche Verträge nach den Vorschriften der §§ 53 Absatz 1 Satz 2, 55 ff. SGB X.

2.3.4.1 *Öffentlich-rechtlicher Vertrag*

Ein öffentlich-rechtlicher Vertrag kann zwischen zwei verschiedenen Verwaltungskörperschaften, aber auch zwischen Verwaltung und Bürger (= Privatperson) geschlossen werden.

Die Frage, wie die Rechtsbeziehungen zwischen den Kassenärztlichen Vereinigungen und den Landesverbänden der Krankenkassen einzuordnen sind, ist eindeutig geklärt. Aus dem „Leitgedanken" des Kassenarztrechts, wonach die Ärzte und die Krankenkassen zur Sicherstellung der vertragsärztlichen Versorgung eigenverantwortlich im Rahmen der Selbstverwaltung zusammenwirken, wird der Rückschluss gezogen, dass die zwischen ihnen bestehenden Rechtsbeziehungen dem öffentlichen Recht zuzuordnen sind (Schmitt, J. in Schulin: Handbuch des Sozialversicherungsrechts, Band 1, S. 825 ff., 1994).

Auch das Rechtsverhältnis zwischen der Krankenkasse als Sozialleistungsträger und den Versicherten als Sozialleistungsempfänger wird dem öffentlichen Recht zugeordnet, da der Versicherte gegenüber der Krankenkasse einen öffentlich-rechtlichen Leistungsanspruch hat (Schmitt, a.a.O).

Dementsprechend werden die in diesem Zusammenhang geschlossenen Verträge regelmäßig als öffentlich-rechtliche Verträge angesehen, u.a. auch deshalb, weil die Verträge im Vollzug der gesetzlichen Regelungen geschlossen werden. Überwiegend wird die Zuordnung zum öffentlichen Recht jedoch damit begründet, dass der Regelungsinhalt der Verträge, nämlich die ärztliche Versorgung, Bestandteil des öffentlichen Rechts ist.

Die Verträge zur Integrierten Versorgung regeln die ärztliche Versorgung der Versicherten der Krankenkassen ebenfalls auf sozialgesetzlicher Grundlage, auch wenn sie nur mit einigen einzelnen Leistungserbringern bzw. deren Gemeinschaften auf einzelvertraglicher Grundlage vereinbart werden, und sind somit öffentlich-rechtliche Verträge.

Die Verträge zur Integrierten Versorgung werden zwischen den Krankenkassen und Leistungserbringern bzw. deren Gemeinschaften im Rahmen eines koordinationsrechtlichen Vertrags geschlossen, das heißt, die Vertragspartner gelten als gleichberechtigt. Öffentlich-rechtliche Verträge müssen ausnahmslos schriftlich vereinbart werden. Das Bürgerliche Gesetzbuch (BGB) findet gemäß § 61 SGB X ergänzende Anwendung hinsichtlich Regelungen zur Abgabe von Willenserklärungen, Vertragsauslegungen und Schuldverhältnissen.

Gemäß § 140 b Absatz 1 SGB V *können* die Krankenkassen Verträge zur Integrierten Versorgung abschließen, d.h., es besteht kein Anspruch auf Abschluss eines Vertrages für einen Leistungserbringer. Die Ablehnung eines Vertragsschlusses durch die Krankenkassen stellt keinen Verwaltungsakt gegenüber dem abgelehnten oder nicht beteiligten Leistungserbringern dar. Der Vertrag kann nicht „eingeklagt" werden.

Besteht aber ein Vertrag, sind Vertragsstreitigkeiten aus dem Integrationsvertrag aus den oben genannten Gründen sozialgerichtlich gemäß § 51 Absatz 2 SGG zu klären.

2.3.4.2 Vergaberecht

Aufgrund der gesetzlich vorgesehenen Wahlmöglichkeit der Krankenkassen zwischen Einzel- und Kollektivvertrag und dem Status der Kasse als Körperschaft des öffentlichen Rechts wird zur Zeit immer wieder diskutiert, ob aus diesem Grunde das Vergaberecht anzuwenden ist, d.h. ob die Krankenkassen Verträge zur Integrierten Versorgung ausschreiben müssen. Alleine aus der *im Gesetz* fehlenden Verpflichtung, Verträge zur Integrierten Versorgung öffentlich auszuschreiben, kann noch nicht davon ausgegangen werden, dass das Vergaberecht hierbei nicht anwendbar sei.

Aufgrund der geltenden Bestimmungen und unter Berücksichtigung der Anwendbarkeit des europäischen Rechts gelten für öffentliche Auftraggeber, zu denen auch die Krankenkassen gehören, die Bestimmungen des Gesetzes gegen Wettbewerbsbeschränkungen (GWG). Danach sind Dienstleistungen und Lieferaufträge von Unternehmen als Beschaffungsmaßnahme mit einem Auftragswert von mindestens 200.000 € ausschreibungspflichtig. Demnach könnte eine – ggf. europaweite öffentliche – Ausschreibungsverpflichtung der Kassen vorliegen, sofern sie in bestimmten Bereichen Verträge zur Integrierten Versorgung abschließen wollen.

Abgesehen davon, dass bei einer Ausschreibung durch die Kassen ein Vertrag nicht durch die Leistungserbringer initiiert werden könnte, was nicht der Intention des Gesetzgebers entspräche, wird hier nicht direkt eine Beschaffung von Dienstleistungen gewünscht, sondern die Krankenkassen ermöglichen mit dem Angebot zum Vertrag den Leistungserbringern lediglich die *Chance* zur Erbringung einer Dienstleistung, die erst von den Versicherten „abgerufen" wird. Aus diesem Grund kann derzeit wohl von einer Ausschreibung abgesehen werden (so auch Quaas, Stuttgart, anlässlich einer Veranstaltung der Deutschen Gesellschaft für Kassenarztrecht am 18.03.2004 und Ebsen in „Kartell- und vergaberechtliche Aspekte des vertraglichen Handelns der Krankenkassen" in KrV, April 2004, S. 95 ff.).

2.3.4.3 Vertragsgegenstand

Es ist Sache der Vertragspartner den beabsichtigten Vertragsgegenstand – die Erfüllung eines definierten Versorgungsauftrags – so detailliert wie möglich im Vertrag zu beschreiben und zu formulieren.

Interdisziplinär-fachübergreifende und/oder sektorenübergreifende Versorgung

Die vorhergehenden Vorschriften der §§ 140 a ff. SGB V sahen zwingend eine sektorenübergreifende Versorgung – also die Einbeziehung verschiedener Versorgungsebenen wie ambulant und stationär – als Leistungsgegenstand vor, in der jetzt geltenden Fassung muss dies nicht zwangsläufig so sein. Es ist künftig auch möglich, nur eine interdisziplinär-fachübergreifende Versorgung – also eine vertragliche Zusammenarbeit zwischen verschiedenen Facharztgruppen – zu vereinbaren.

In der Versorgungsrealität werden aber interdisziplinär-fachübergreifende und gleichzeitig sektorenübergreifende Versorgungsmodelle in der Mehrzahl sein. Hierbei ist vorstellbar, dass z.B. eine operative Versorgung, etwa eine endoprothetische Versorgung der Hüfte, Vertragsinhalt ist. Das integrierte Versorgungsangebot kann dann so gestaltet sein, dass von der prästationären Diagnostik durch den Hausarzt nach der Indikationsstellung für den Eingriff durch den Orthopäden und Chirurgen die stationäre Versorgung zur endoprothetischen Versorgung sich anschließt. Die poststationäre Versorgung mittels stationärer und/oder ambulanter Reha wird ebenfalls innerhalb des Integrationsvertrags mitgeregelt wie auch erforderliche ambulante Nachkontrollen in bestimmten Zeitabständen.

Zulässige Leistungen innerhalb der Integrierten Versorgung
Zudem verlangen die Vorschriften des § 140 b Absatz 3 SGB V von den Vertragspartnern der Krankenkassen, „dass

sie sich hinsichtlich der vereinbarten Leistungen zu einer qualitätsgesicherten wirksamen, ausreichenden, zweckmäßigen und wirtschaftlichen Versorgung der Versicherten verpflichten".
Die Erfüllung der Leistungsansprüche muss von den Vertragspartnern nach den § 2 (Anspruch auf Sach- und Dienstleistungen) sowie der §§ 11 bis 62 SGB V (Aufzählung und Benennung der gesetzlichen Leistungen der Krankenversicherung) in dem Maße gewährleistet werden, zu dem die Leistungserbringer in diesem Kapitel verpflichtet sind.

Die Vertragspartner müssen insbesondere die Gewähr dafür übernehmen, dass sie die organisatorischen, betriebswirtschaftlichen sowie die medizinischen und medizinisch-technischen Voraussetzungen für die vereinbarte Integrierte Versorgung entsprechend dem allgemein anerkannten Stand der medizinischen Erkenntnisse und des medizinischen Fortschritts erfüllen und eine an dem Versorgungsbedarf der Versicherten orientierte Zusammenarbeit zwischen allen an der Versorgung Beteiligten einschließlich der Koordination zwischen den verschiedenen Versorgungsbereichen und einer ausreichenden Dokumentation, die allen an der integrierten Versorgung Beteiligten im jeweils erforderlichen Umfang zugänglich sein muss, sicherstellen.

Gegenstand des Versorgungsauftrags dürfen nur solche Leistungen sein, über deren Eignung als Leistung der Krankenversicherung der Gemeinsame Bundesausschuss nach § 91 im Rahmen der Beschlüsse nach § 92 Absatz 1 Satz 2 Nr. 5 (Einführung neuer Untersuchungs- und Behandlungsmethoden) und im Rahmen der Beschlüsse nach § 137 c Absatz 1 (Anm.: Untersuchungs- und Behandlungsmethoden im Krankenhaus) keine ablehnende Entscheidung getroffen hat.

Leistungen außerhalb der Regelversorgung

Demzufolge sind die Vertragspartner in der Ausgestaltung des Vertragsgegenstands und auch in der gewählten Vertragsform weitgehend frei. Wichtig ist hierbei, dass die Vertragspartner bei der Auswahl der Leistungen *nicht* an das Leistungserbringerrecht des 4. Kapitels des SGB V gebunden sind. Es ist also innerhalb der Integrierten Versorgung durchaus möglich, Leistungen zu vereinbaren, die über die Leistungen in der Regelversorgung hinausgehen. Ausschlaggebend für die Festlegung von Leistungen außerhalb der Regelversorgung ist der gemeinsame Wille der Vertragspartner, diese gemäß § 140 b Absatz 4 entsprechend dem „Sinn und der Eigenart" der Integrierten Versorgung zu vereinbaren. Während sich die Leistungen in der Regelversorgung vor allem an der ausreichenden, zweckmäßigen und wirtschaftlichen Versorgung der Versicherten zu orientieren haben, hat die Integrierte Versorgung darüber hinaus auch den Anspruch, nämlich den Stand des medizinischen Fortschritts zu berücksichtigen, zu erfüllen; dies geht über die Regelversorgung hinaus.

Leistungen ohne Bewertung durch Gemeinsamen Bundesausschuss

Es ist deshalb durchaus möglich und widerspricht dem Wortlaut des Gesetzes nicht, wenn Leistungen im Rahmen der integrierten Versorgung vereinbart werden, die bislang noch nicht Bestandteil der Regelversorgung sind. Es ist auch keineswegs erforderlich, dass diese Leistungen etwa vom Gemeinsamen Bundesausschuss bereits geprüft und genehmigt wurden. Einziges Ausschlusskriterium für die Aufnahme einer Leistung in einen Integrationsvertrag ist, dass der Gemeinsame Bundesausschuss diese Leistung nicht abgelehnt haben darf. Diese Formulierung entspricht wortgleich dem Inhalt des § 63 SGB V zu Modellvorhaben, dort heißt es in § 63 Abs. 4 SGB V: „Gegenstand von Modellvorhaben nach Abs. 2 können nur solche Leistungen sein, über deren Eignung als Leistung der Krankenversicherung der Gemeinsame Bundesausschuss nach § 91 im Rahmen der Beschlüsse nach § 92 Abs. 1 Satz 2 Nr. 5 oder im Rahmen der Beschlüsse nach § 127 c Abs. 1 keine ablehnende Entscheidung getroffen hat." In § 63 Abs. 4 SGB V ist also ebenso wie in § 140 b Abs. 4 SGB V ausdrücklich vorgesehen, dass auch solche Leistungen vereinbart werden dürfen, die nicht Bestandteil der Regelversorgung sind, aber bislang noch nicht vom Gemeinsamen Bundesausschuss geprüft oder genehmigt wurden. Allerdings muss im Unterschied zu den Regelungen des § 140 b SGB V eine Evaluation mit Bekanntmachung der Ergebnisse durchgeführt werden.

Intention des Gesetzgebers war es, innerhalb der Integrierten Versorgung ganz eindeutig Leistungen über die vertragsärztliche Versorgung hinaus – ungeachtet der Regelungen des § 12 SGB V (Wirtschaftlichkeitsgebot) – und vor allem dem Fortschritt in der Medizin verpflichtet, zu ermöglichen. Dies ergibt sich vor allem auch aus § 140 a Abs. 1 S. 3 SGB V; dort ist festgelegt, dass „das Versorgungsangebot und die Voraussetzungen seiner Inanspruchnahme sich ergeben aus dem Vertrag zur Integrierten Versorgung". Weiterhin wurde dort festgeschrieben, dass „die Vertragspartner insbesondere die Gewähr dafür übernehmen müssen, dass sie die Voraussetzungen für die Integrierte Versorgung entsprechend dem allgemein anerkannten Stand der medizinischen Erkenntnisse und des *medizinischen Fortschritts* erfüllen". Darüber hinaus ist in § 140 b Abs. 4 SGB V vorgesehen, dass die Verträge Abweichendes u.a. von den Vorschriften des 4. Kapitels sowie den nach diesen Vorschriften getroffenen Regelungen insoweit regeln können, als die abweichende Regelung dem Sinn und der Eigenart der Integrierten Versorgung entspricht, die Qualität, die Wirksamkeit oder die Wirtschaftlichkeit der Integrierten Versorgung verbessert oder aus sonstigen Gründen zu ihrer Durchführung erforderlich ist.

Damit hat der Gesetzgeber klargestellt, dass innerhalb der Integrierten Versorgung die Vertragspartner dem Anspruch des Versicherten auf Leistungen entsprechend dem medizinischen Fortschritt Rechnung zu tragen haben und Leistungen unter entsprechender Auslegung des Wirtschaftlichkeitsgebots von § 12 SGB V über das „Regelversorgungsvolumen" hinaus vereinbart werden können, den Vertragspartnern vor Ort sollte die Freiheit zur Vertragsgestaltung in Eigenverantwortung eingeräumt werden.

Beispiel für Vertragsleistung außerhalb der Regelversorgung
So ist es also durchaus vorstellbar, dass z.B. ein neues Verfahren die frühzeitige Erkennung von Gewebeveränderungen ermöglicht, wodurch eine bösartige Erkrankung im Frühstadium erkannt und aufgrund dessen durch weitere Maßnahmen ein Fortschreiten bzw. Ausbruch einer Krankheit vermieden werden kann. Dieses Verfahren dürfte in der ambulanten Regelversorgung zu Lasten der Gesetzlichen Krankenversicherung aber deshalb keine Anwendung finden, weil der Gemeinsame Bundesausschuss dieses Verfahren noch nicht bewertet und darüber entschieden hat, ob es künftig Bestandteil der Regelversorgung wird. Erst wenn der Gemeinsame Bundesausschuss eine positive Entscheidung gefällt hat, darf dieses Ver-

fahren innerhalb der regelhaften vertragsärztlichen Versorgung angewandt werden.

Anders verhält es sich in der Integrierten Versorgung. Hier können die Vertragspartner gem. § 140 b Absatz 3 Satz 4 SGB V vereinbaren, dass dieses Verfahren, obwohl bislang nicht vom Gemeinsamen Bundesausschuss behandelt, Bestandteil der Integrierten Versorgung sein soll. Das ist solange möglich, wie der Bundesausschuss keine ablehnende Entscheidung getroffen hat. Empfehlenswert ist bei Aufnahme solcher Leistungen – soweit möglich – die gemeinsame Leistungserbringung bzw. Vertragspartnerschaft mit einem Krankenhaus, da mit diesem in Gemeinschaft dieses Verfahren gemäß § 137 c SGB V auf jeden Fall erbracht werden kann, vorbehaltlich einer negativen Entscheidung des Gemeinsamen Bundesausschusses.

Zusammenfassend kann festgestellt werden, dass Leistungen innerhalb der Integrierten Versorgung auch solche sein können, die noch nicht Gegenstand der vertragsärztlichen Versorgung sind. Diese Leistungen dürfen aber vom Gemeinsamen Bundesausschuss nicht behandelt und bereits abgelehnt worden sein. Empfehlenswert bei Aufnahme solcher Leistungen in einen Integrationsvertrag ist es deshalb, diese Leistungen gemeinsam mit bzw. über ein Krankenhaus oder dessen Träger zu vereinbaren, da im Krankenhaus-Bereich Untersuchungs- und Behand-

lungsmethoden solange zu Lasten der gesetzlichen Krankenversicherung erbracht werden dürfen, bis sie vom Gemeinsamen Bundesausschuss abgelehnt werden (Verbotsvorbehalt).

2.3.4.4 Verträge zur Integrierten Versorgung mit Einbeziehung von Disease Management Programmen (DMP)

Disease Management Programme/ Risikostrukturausgleich

Gemäß § 137 f. SGB V sind DMP strukturierte Behandlungsprogramme bei chronischen Krankheiten. Die Krankenkassen können bei derzeit sechs Krankheitsbildern (Koronare Herzkrankheit, Diabetes I und II, Brustkrebs, Asthma und COPD) Verträge mit Leistungserbringern und/oder Kassenärztlichen Vereinigungen über derartig strukturierte Behandlungsprogramme abschließen. Für die Versicherten ist die Teilnahme an den Programmen freiwillig. Die Disease Management Programme sind bei der Reform des Gesetzes zum Risikostrukturausgleich eingeführt worden. Der Risikostrukturausgleich regelt den Finanzausgleich der Kassen untereinander und stützt so Krankenkassen mit hohem Finanzierungsbedarf aufgrund von Versichertenverhältnissen mit hohen Risiken zu Lasten zahlungskräftigerer Kassen. Zur Ermittlung des Zahlungsanspruchs bzw. der Zahlungspflicht werden Finanzkraft und Beitragsbedarf einander gegenübergestellt. Versicherte in Disease-Management-Programmen werden in ihrer Risikoeinschätzung für den Beitragsbedarf nicht nach dem tatsächlichen Ausgabenprofil (in Alters-/Geschlechtsgruppen) bewertet, sondern nach den durchschnittlichen Gesamtausgaben aller im Programm Eingeschriebenen. Aufgrund der Tatsache, dass in Disease-Management-Programmen nur Kranke mit feststehender Diagnose eingeschrieben sind, erhöht sich voraussichtlich der Beitragsbedarf, so dass sich durch viele eingeschriebene Versicherte im Disease-Management-Programm für die Kasse ein Vorteil im Risikostrukturausgleich ergeben kann.

Kopplung von DMP mit Integrationsverträgen

Es wird häufig vorkommen, dass Integrationsverträge bereits abgeschlossene kollektivvertragliche Vereinbarungen zum DMP ergänzen.

Derzeit sind für die Erkrankungen Diabetes, Brustkrebs und Koronare Herzkrankheit (KHK) bereits DMP in den meisten Bundesländern im Rahmen des Kollektivvertragssystems mit den KVen vereinbart. Deshalb zeichnet es sich bereits heute ab, dass die Krankenkassen beim Abschluss von Integrationsverträgen darauf dringen werden, bei entsprechender Indikation die Aufnahme eines entsprechenden DMP in den jeweiligen Vertrag zu vereinbaren. Dies geschieht üblicherweise so, dass zunächst der Integrationsvertrag mit den jeweiligen Leistungen selbst vereinbart

wird, aber bei Vorliegen einer bestimmten Erkrankung auch die Einschreibung des teilnehmenden Versicherten in das DMP im Vertrag bereits formuliert wird.

Wird z.B. im Bereich der Kardiologie ein Integrationsvertrag für bestimmte invasive Leistungen vereinbart, ist es inzwischen obligat, dass bei Vorliegen von KHK auch die Aufnahme des Versicherten in das DMP KHK erfolgen soll. Die Ärzte verpflichten sich im Integrationsvertrag auf den Versicherten einzuwirken, sich bei Vorliegen der Voraussetzungen in das entsprechende DMP-Programm einzuschreiben. Die Kasse kommt so zu dem Vorteil beim Risikostrukturausgleich.

2.3.4.5 Planung von Integrierten Versorgungsangeboten

Auch und gerade weil der Gesetzgeber den potenziellen Vertragspartnern einer Integrierten Versorgung einen möglichst großen Gestaltungsspielraum zur Entwicklung innovativer Konzepte lassen wollte, ist es umso zwingender, Ideen zu entwickeln und alle Möglichkeiten auszuloten, um innerhalb eines Integrierten Versorgungskonzepts übernommene starre Strukturen hinter sich zu lassen und durch Schaffung neuer Modelle eine Verbesserung der fach- und/oder sektorenübergreifenden medizinischen Versorgung unter wirtschaftlicher Ausnutzung vorhandener Ressourcen zu erreichen.

Auflösung der Sektoren

Vorrangiges Ziel des Gesetzgebers war es vor allem, eine Auflösung der einzelnen Leistungssektoren und Versorgungsebenen zu erreichen, um dadurch eine verbesserte Versorgung der Versicherten, Vermeidung von unnötigen Doppeluntersuchungen und dadurch die Gestaltung eines durchgängigen Behandlungskonzepts zu erreichen.

Definition der Schnittstellen

Gerade die Zusammenarbeit zwischen Haus- und Facharzt soll durch eine verbesserte Kommunikation zwischen diesen beiden Ebenen, aber auch an der Schnittstelle verschiedener Fachgruppen untereinander verbessert werden. Dies kann durch vertragliche Vereinbarungen geschehen, z.B. über die Verpflichtung zur Mitgabe von relevanten Befunden, rasche Rückkopplung, regelmäßige Qualitätszirkel, gemeinsame Fortbildungen usw.

Auch an der Schnittstelle ambulant-stationär soll eine verbesserte Zusammenarbeit zugunsten der Versorgung des Versicherten erfolgen. So ist es vorstellbar, dass sowohl in der konservativen wie auch der operativen Versorgung die niedergelassenen Leistungserbringer mit den stationär tätigen Leistungserbringern bzw. zugelassenen Krankenhäusern gemeinsam Leistungen vereinbaren, die sie dann in kooperativer Form erbringen. Auf diese Weise können Doppeluntersuchungen vermieden werden.

Aufhebung des Zulassungsstatus

Die Leistung kann losgelöst vom jeweiligen Zulassungs- oder Ermächtigungsstatus der beteiligten Leistungserbringer erbracht werden, sofern dies vertraglich vereinbart ist (Kuhlmann, J. in: Das Krankenhaus, S. 417 ff.). So ist es also möglich, dass z.B. ein Krankenhaus in vertraglicher Zusammenarbeit mit niedergelassenen Leistungserbringern auch ambulante Leistungen erbringt, auch wenn es dazu nicht zugelassen bzw. ermächtigt ist. Umgekehrt könnten auch stationäre Leistungen von nur ambulant tätigen Leistungserbringern – die Qualifikation immer unterstellt – erbracht werden.

Eine weitere Möglichkeit besteht für Hausärzte, die nach der Trennung in die haus- und fachärztliche Ebene keine fachärztlichen Leistungen mehr erbringen durften, diese – nunmehr ausschließlich den Fachärzten vorbehaltenen Leistungen – in Zusammenarbeit mit Fachärzten wieder erbringen zu dürfen.

Allerdings ist zu beachten, dass Leistungen nur soweit außerhalb des eigenen Zulassungsstatus erbracht werden dürfen, wie dies der Zulassungs- oder Ermächtigungsstatus aller Vertragspartner gemeinsam zulässt. Es können also auch in der Integrierten Versorgung keine Leistungen über das hinaus erbracht werden, was insgesamt von allen Vertragsteilnehmern gemeinsam an Zulassungen/Qualifikationen in die Integrierte Versorgung „eingebracht" wird. So ist es z.B. nicht möglich, dass gynäkologische Leistungen als Vertragsbestandteil vereinbart werden, wenn weder das Krankenhaus eine gynäkologische Abteilung vorhält, noch ein niedergelassener Gynäkologe Vertragspartner ist. Dies gilt auch für andere zu beachtende berufsrechtliche Zulassungsvoraussetzungen. So kann zum Beispiel ohne Beteiligung einer Apotheke keine Arzneimittelabgabe vereinbart werden.

2.3.5 Finanzierung und Vergütung der Integrationsleistungen

2.3.5.1 Anschubfinanzierung

Neu geregelt wurde in § 140 d SGB V, dass jede Krankenkasse berechtigt ist, in den Jahren 2004 bis 2006 jeweils Mittel bis in Höhe von 1% von der nach § 85 Absatz 2 an die Kassenärztliche Vereinigung zu entrichtenden Gesamtvergütung (ca. 220 Mio. € pro Jahr) sowie von den Rechnungen der einzelnen Krankenhäuser für voll- und teilstationäre Versorgung (ca. 460 Mio. € pro Jahr) einzubehalten, soweit die einbehaltenen Mittel zur Umsetzung von Integrationsverträgen erforderlich sind.

Der Gesetzgeber verfolgte mit dieser Regelung das Ziel, zur Förderung der Integrierten Versorgung den Krankenkassen für den vorgegebenen Zeitraum finanzielle Mittel zur Anschubfinanzie-

rung integrierter Versorgungsaufträge zur Verfügung zu stellen.

Es werden also für die Anschubfinanzierung keine zusätzlichen Mittel zur Verfügung gestellt, sondern lediglich vorhandene Mittel umverteilt. Ein Abzug findet nur im ambulanten vertragsärztlichen sowie im Krankenhausbereich statt. Andere Leistungsbereiche sind davon nicht betroffen, wenngleich auch sie bei Einbezug in Integrationsverträge mit aus diesem Topf finanziert werden.

Die Anschubfinanzierung selbst darf ausschließlich zur Finanzierung der vereinbarten Integrationsvergütungen verwendet werden, eine anderweitige Verwendung wie z.B. eine Finanzierung des aus dem Integrationsvertrag sich ergebenden zusätzlichen Verwaltungsaufwands für die Krankenkassen ist nicht zulässig.

Sofern die einbehaltenen Mittel im KV- und Krankenhausbereich während der Anschubphase innerhalb der ersten drei Jahre nicht vollständig benötigt werden, fließen die einbehaltenen Gelder wieder an die Institutionen zurück, bei denen sie einbehalten wurden.

Die Abzüge von der Gesamtvergütung bzw. der stationären Vergütung dürfen – räumlich – nur in dem Bereich geltend gemacht werden, in dem Integrationsverträge abgeschlossen wurden. Das bedeutet also, dass Abzüge zur Anschubfinanzierung nur regional geltend gemacht werden können und diese Gelder auch nur für regional abgeschlossene Verträge verwendet werden dürfen. Der Regionalbezug ist der Einzugsbereich der Kassenärztlichen Vereinigung.

Sofern ein Vertrag überregional, also über einen KV-Bezirk hinaus abgeschlossen werden sollte, ist dann eine regionenübergreifende Rechnungskürzung erforderlich, die anteilig auf die zuständigen Kassenärztlichen Vereinigungen bzw. Krankenhäuser aufgeteilt werden muss.

Bei der jeweiligen Rechnungskürzung ist es unerheblich, ob innerhalb der abgeschlossenen Verträge stationäre Leistungen vereinbart wurden oder nicht, wie es auch bei den Kürzungen gegenüber der Kassenärztlichen Vereinigungen keine Rolle spielt, ob ambulante Leistungen bzw. niedergelassene Leistungserbringer an den Integrationsverträgen beteiligt sind; es wird immer in beiden Bereichen gekürzt.

Von der Anschubfinanzierung darf nur dann Gebrauch gemacht werden, wenn Mittel zur Umsetzung abgeschlossener Integrationsverträge notwendig sind. Dies bedeutet, dass nicht von vorne herein 1% der Gesamtvergütung im ambulanten Bereich und 1% der Vergütung im stationären Bereich abgezogen und in einen gesonderten „dritten Topf" gestellt werden dürfen, aus dem dann Integrationsverträge bedient werden (Hartwig, R. in: Krankenhaus-Umschau 5/04, S. 364 ff.). Der Einbehalt ist nur zulässig, sofern bereits Verträge abgeschlossen worden sind und umgesetzt

werden. Aus diesem Grund muss bei abgeschlossenen Verträgen, die an die zentrale Registrierungsstelle (BQS) gemeldet werden müssen, das benötigte Honorarvolumen für ein Jahr abgeschätzt werden. Dieser geschätzte Betrag wird dann sowohl im ambulanten als auch im stationären Bereich abgezogen.

Der Abzug im stationären Bereich erfolgt bei allen Krankenhäusern im Bereich derjenigen Kassenärztlichen Vereinigung, in dem der Integrierte Versorgungsvertrag abgeschlossen wurde. Die Kürzung muss den Krankenhäusern vorher mitgeteilt werden und wird direkt von dem von den Krankenhäusern angeforderten Betrag einbehalten. Von den in Rechnung gestellten Krankenhausleistungen sind bestimmte Leistungen, wie Investitionszuschlag, Entgelt für Vor- und Nachstationäre Behandlung, Wahlleistung, Unterkunft, Zuschläge für Qualitätssicherung und den Gemeinsamen Bundesausschuss sowie für das Institut und der DRG-Systemzuschlag von der Kürzung ausgenommen. Der restliche Betrag unterliegt der 1%igen pauschalen Kürzung. Bei Krankenhäusern, die an der Integrierten Versorgung teilnehmen, wird die Budgetkürzung ausgesetzt, d.h., das Krankenhaus kann ohne prozentualen Abschlag seine Leistungen bis zur Budgetgrenze geltend machen. Leistungen, die darüber hinaus aufgrund der Integrierten Versorgung geleistet werden, werden aus der Anschubfinanzierung bezahlt. Im stationären Bereich ist die 1%-Grenze eine Obergrenze, d.h. es darf jeweils in den Jahren 2004 bis 2006 nicht mehr als 1% der Vergütung für stationäre Leistungen – bezogen auf den Dreijahreszeitraum – gekürzt werden.

Im ambulanten Bereich werden sämtliche Leistungen, die aufgrund der abgeschlossenen Integrationsverträge erbracht werden, außerhalb des Sicherstellungsauftrages der Kassenärztlichen Vereinigung erbracht. Aus dem Grund werden sämtliche Leistungen aus der kassenärztlichen Gesamtvergütung herausgerechnet und aus der Anschubfinanzierung bezahlt. Aufgrund des völligen Herausbrechens aus dem Sicherstellungsauftrag werden nicht etwa – wie im stationären Bereich – die Leistungen, die bisher innerhalb der Gesamtvergütung abgerechnet wurden, weiter über diese abgerechnet und erst darüber hinausgehende Leistungen zusätzlich vergütet, sondern es werden *alle* Leistungen der Integrierten Versorgung außerhalb der Gesamtvergütung finanziert. Aus diesem Grund ist die 1%-Grenze im ambulanten Bereich keine Obergrenze. Werden – nach Abschluss des 3-Jahres-Zeitraumes bis 2006 – mehr Mittel für Integrierte Versorgung als 1% der Gesamtvergütung für ambulante Leistungen benötigt, weil z.B. sehr viele Verträge mit hohem Finanzvolumen abgeschlossen wurden, ist die Gesamtvergütung gemäß 140 d Abs. 2 SGB V weiter zu bereinigen. Im ambu-

lanten Bereich ist die 1%-Grenze *keine* Obergrenze.

Werden die geschätzten und einbehaltenen Mittel nicht benötigt, um die Vergütungsansprüche aus der Integrierten Versorgung zu vergüten, werden die nicht benötigten Mittel zurückverteilt. Dies gilt sowohl für den ambulanten als auch für den stationären Bereich.

2.3.5.2 Grundsatz der Beitragssatzstabilität

Der Grundsatz der Beitragssatzstabilität (§ 71 SGB V), der Krankenkassen und Leistungserbringer verpflichtet, die Vergütungen so zu gestalten, dass Beitragssatzerhöhungen grundsätzlich ausgeschlossen werden, gilt nicht für Integrationsverträge in den Jahren 2004 bis 2006. Dies geschieht insbesondere mit Rücksicht darauf, dass die Vertragspartner der Krankenkassen, die Leistungserbringer, ein hohes unternehmerisches Risiko eingehen und der Abschluss eines Vertrags zur Integrierten Versorgung erhebliche Investitions- und Vorlaufkosten mit sich bringt. Dies gilt insbesondere für die Konzeption und Ausarbeitung von Verträgen (insbesondere für die Zuziehung der Hilfe externer Berater) wie auch für die Organisation von Binnenstrukturen, z.B. der Entwicklung eines internen Vergütungssystems. Den Krankenkassen soll die Möglichkeit eröffnet sein, unter Berücksichtigung dieser Vorlaufkosten der Leistungserbringer auch hierfür Mittel einsetzen zu können.

2.3.6 Vergütung der Integrationsleistungen

Die Vergütung innerhalb des Integrationsvertrags umfasst alle vereinbarten Leistungen innerhalb des vertraglich definierten Versorgungsauftrags. So ist es auch möglich, dass Leistungen, die von teilnehmenden Leistungserbringern an nicht an der Integrierten Versorgung teilnehmende Ärzte oder andere Einrichtungen überwiesen oder in Auftrag gegeben werden, mit über die Integrierte Versorgung vergütet werden. Dies ist von der entsprechenden Vereinbarung abhängig.

Entgegen der vorherigen Regelung hat sich hier eine wesentliche Verbesserung ergeben. Nach der alten gesetzlichen Regelung hatten die Vertragsteilnehmer der Integrierten Versorgung das gesamte Morbiditätsrisiko der teilnehmenden Versicherten zu übernehmen; nunmehr kann vertraglich genau geregelt werden, welche Leistungsbestandteile innerhalb der Integrierten Versorgung erbracht und vergütet werden (Hartwig, R. in: Krankenhaus-Umschau 1/04, S. 40 ff.).

2.3.7 Festlegung der Vergütung

Die Vertragspartner können für die Integrationsleistungen völlig losgelöst von Gebührenordnungen wie dem EBM, Honorarverteilungsverträgen der Kassenärztlichen Vereinigungen oder Krankenhausfinanzierungsvorschriften Vergütungsregelungen vereinbaren.

2.3.7.1 Preiskalkulation

Der Preisvereinbarung muss unbedingt neben einer detaillierten betriebswirtschaftlichen Analyse auch eine objektive Bewertung der vorhandenen Leistungsstärken sowie der personellen und infrastrukturellen Voraussetzungen vorausgehen. Es ist eine Kostenanalyse der teilnehmenden Praxis bzw. des Krankenhauses unter Zugrundelegung der hierbei zu beachtenden Kostenstellen zu erstellen.

Hierbei sind auch die gesamten Amortisationskosten für Investitionen, Anlaufkosten, allgemeine Verwaltungskosten usw. mit einzuplanen. Nur eine sorgfältige, durchdachte und genaue Kalkulationsgrundlage unter Berücksichtigung möglicher Risiken wie genügend Anlaufzeit, zusätzlichem Verwaltungsaufwand usw. ermöglicht eine Preisgestaltung, bei der die Leistungserbringer nicht Gefahr laufen, unter Kostendeckung zu arbeiten.

Preisgestaltungen, die allein auf betriebswirtschaftlichen Kalkulationen basieren, dürften illusorisch sein, da die Krankenkassen – wie bislang erkennbar – nicht bereit sind, für Leistungen mehr als in der Vergangenheit zu bezahlen. Welche Vergütungshöhe letztendlich ausgehandelt wird, hängt auch mit von Qualitätskriterien, Garantieleistungen usw. ab.

Letztendlich haben die Krankenkassen aber bereits die Losung ausgegeben: „für gleiche Qualität weniger Geld" als in der Regelversorgung, „für bessere Qualität genauso viel Geld" wie in der Regelversorgung.

Die Krankenkassen erwarten von ihren künftigen Vertragspartnern, dass diese detaillierte Berechnungsgrundlagen vorlegen, auf deren Basis die Preise kalkuliert wurden. Deshalb sollten die bisherigen Vergütungswerte ambulanter Leistungen bzw. DRG-Bewertungen im stationären Bereich als Basis für künftige Berechnungen verwendet werden.

Auch die Fallzahlen und Fallwerte für die in Betracht gezogenen Leistungen des abgelaufenen letzten Jahres – besser der vergangenen zwei Jahre – sollten verfügbar und nachvollziehbar sein. Anhand dieser Ausgangswerte und unter Berücksichtigung der weiteren Entwicklung der medizinischen Standards und der sich daraus abzeichnenden Kostenentwicklung (z.B. auch die Weiterentwicklung der auf dem Markt verfügbaren Materialien) können Preise kalkuliert und errechnet werden.

Die Krankenkassen werden diese Preiskalkulationen mit den bei ihnen vorhandenen Zahlen aufgrund der abgelieferten Daten von Krankenhäusern und Kassenärztlichen Vereinigungen so weit wie möglich vergleichen und auf Plausibilität hin überprüfen.

2.3.7.2 Preisgestaltung

Die Preisgestaltung aufgrund der vorausgegangenen Kalkulation kann mit den Krankenkassen durch Festlegung unterschiedlicher Vergütungsmodelle vereinbart werden. Es können beispielsweise Einzelleistungsvergütung, Bildung von Teil- oder auch Gesamtkomplexpauschalen wie auch Kopfpauschalen festgelegt werden.

Kopfpauschalen/Budgetverantwortung

Von letzteren, den Kopfpauschalen (auch Capitationmodelle genannt), kann nur dringend abgeraten werden, da die Leistungserbringer dabei Gefahr laufen, doch ein Großteil der Budgetverantwortung aufgrund des Morbiditätsrisiko der teilnehmenden Versicherten zu übernehmen. Bei Kopfpauschalen wird üblicherweise eine bestimmte Summe pro Versichertem an den oder die Leistungserbringer bezahlt. Dadurch erhält der Zahler eine Freistellung von weiteren Forderungen der Leistungserbringer. Durch diese Kopfpauschale sind alle vereinbarten Leistungen abgedeckt, unabhängig davon, ob und in welchem Umfang sie beansprucht werden oder nicht.

Die Übernahme der Budgetverantwortung aufgrund von Kopfpauschalen ist durch eine KV deshalb möglich, weil die Kopfpauschale für eine Vielzahl von Versicherten und vor allem für gesunde und kranke Versicherte gezahlt wird.

In eine Integrierte Versorgung schreiben sich Versicherte freiwillig ein, so dass die Zahl der Teilnehmer nicht von vornherein abschätzbar ist. Vor allem schreiben sich nur Versicherte mit dem

Krankheitsbild der Integrierten Versorgung ein, so dass eine Durchmischung mit Gesunden fehlt, für die zwar gezahlt wird, die aber keine Leistungen in Anspruch nehmen.

Einzelleistungsvergütung

Bei der Einzelleistungsvergütung einigen sich die Vertragspartner darauf, jede einzelne Leistung zu bewerten und zu vergüten. Es ist davon auszugehen, dass die Krankenkassen einer solchen Regelung nicht zustimmen werden, da sie ein erhebliches Kostenrisiko für die Kassen in sich tragen und wenig innovativen Charakter haben.

Komplexpauschalen/Fallrisiko

In aller Regel ist davon auszugehen, dass sich die Vertragspartner mit den Krankenkassen auf Komplexpauschalen mit genau definierten Leistungsbestandteilen (ärztliche Leistungen, stationäre Leistungen, Sachkosten, Arzneimittel) einigen werden.

Durch Festlegung einer Komplexpauschale für alle vertraglich vereinbarten Leistungen, in aller Regel inklusive aller Kosten für Arznei-, Heil- und Hilfsmittel – sowie unter Umständen bei bestimmten Eingriffen eine Garantieleistung (siehe Kapitel 2.4.4) für einen bestimmten Zeitraum –, übernehmen die Vertragspartner der Krankenkassen das gesamte Fallrisiko. Fallrisiko bedeutet also die gesamte Kostenübernahme für einen Versicherten im Rahmen des vertraglich definierten Versorgungsauftrags, unabhängig von den tatsächlich entstandenen Kosten, durch Vereinbarung einer Komplexpauschale.

Der Leistungserbringer muss entscheiden, ob er in einem bestimmten Fall z.B. höherwertige Materialien einsetzen muss oder mit weniger Aufwand auskommt. Er muss dabei etwaige Garantiezusagen berücksichtigen.

Fallzahlrisiko

In den meisten Fällen werden die Kassen zudem versuchen, das Fallzahlrisiko auf die Leistungserbringer zu verlagern, z.B. durch Vereinbarung von Abstaffelungsregelungen. Dadurch soll erreicht werden, dass eine im Vertrag festgelegte Anzahl von Integrationsfällen nicht überschritten wird, um die Kosten in einem überschaubaren Rahmen zu halten. Bei Überschreiten dieser Fallzahlen werden dann prozentuale Abstaffelungen in der Vergütungshöhe (von 10 – 50%) vorgesehen.

Dadurch übernehmen die Leistungserbringer nicht nur das Fallrisiko, sondern es wird auch das Fallzahlrisiko von den Krankenkassen auf die Leistungserbringer übertragen, was einer Budgetierung nahe kommt. Dies sollten die Vertragspartner der Krankenkassen ablehnen, die Übernahme des Fallzahlrisikos sollte bei den Krankenkassen verbleiben.

2.4 Unverzichtbare Vertragsinhalte

Durch die Integrierte Versorgung soll vor allem eine Verbesserung der Versorgung des Versicherten durch eine Behandlung aus „einem Guss" und durch Einhaltung von Leitlinien und Behandlungsstandards erreicht werden. Dazu gehören vor allem eine verbesserte Kommunikation unter den Leistungserbringern sowie ausreichende Dokumentationen im Behandlungsablauf.

2.4.1 Aufnahme von Leitlinien

Durch Festlegung von Leitlinien für bestimmte Erkrankungen soll eine optimierte nachvollziehbare Behandlung der Versicherten durch Nennung von sachlichen, organisatorischen und persönlichen Voraussetzungen der Leistungserbringer/Einrichtungen möglich werden. Es werden Kriterien festgelegt, bei deren Vorliegen genau definierte Behandlungsschritte eingeleitet werden sollen. Auch sind bei vielen operativen/invasiven Eingriffen Mindestmengen durchgeführter Operationen genannt, die die jeweiligen Fachärzte/Krankenhäuser nachweisen müssen, um eine qualitativ hochwertige Versorgung zu gewährleisten.

So sind z.B. in den „Leitlinien zur Behandlung von Brustkrebs" Mindestoperationszahlen pro Jahr genannt, die ein Krankenhaus nachweisen muss, um die Qualitätsanforderungen zu erfüllen.

Auch im Bereich der Kardiologie sind z.B. in den „Leitlinien für interventionelle Koronartherapie" Behandlungsstrukturen sowie Kriterien für eine qualitätsgesicherte Leistungserstellung festgehalten.

Durch die Leitlinien soll nicht nur ein bestimmter Qualitätsstandard garantiert werden; vorrangiges Ziel ist eine optimale Behandlung einer bestimmten Erkrankung, die zu einer erheblichen Verbesserung der Lebensqualität des Patienten durch entsprechende Diagnose-, Therapie- und Behandlungsstandards führt.

Integrierte Versorgungsaufträge sollen durch Verbesserung der Kommunikation aller Beteiligten am Leistungsgeschehen und Orientierung an Qualitätsstandards vor allem eine qualitativ hochwertige medizinische Versorgung der Versicherten gewährleisten. Aus diesem Grunde sind Leitlinien in der Regel wesentlicher Bestandteil der vertraglichen Vereinbarung.

2.4.2 Behandlungspfade

Leitlinien sind wesentliche Bestandteile von Behandlungspfaden, die den Patienten durch die Versorgungskette der integrierten Versorgung führen.

Behandlungspfade – auch Clinical Pathways genannt – sind ursprünglich nur für den stationären Bereich erarbeitet worden. Durch die Festschreibung von Prozessabläufen sind die klinischen Behandlungspfade ein ideales Instrument, um die erforderliche Darstellung von einzelnen Behandlungsschritten und der dadurch erzielten Ergebnisse zu erhalten. Durch Bewertung der Ergebnisse können Schwachstellen erkannt und der Prozess ständig verbessert werden. Gleichzeitig können dadurch Behandlungsabläufe gestrafft und Kosten gesenkt werden. Dies geht einher mit einer Verbesserung der Qualität der Patientenbehandlung. Diese wird vor allem auch dadurch erreicht, dass eine gesamte Behandlungskette in Einzelschritte zerlegt wird. Bei jedem Einzelschritt wird genau hinterlegt, welche Diagnostik durchzuführen ist, welche Dokumentationen erstellt werden und welche sonstigen qualitativen oder organisatorischen Vorgaben zu erfüllen sind.

Für die Entwicklung von Behandlungspfaden müssen zunächst alle Arbeitsabläufe innerhalb eines genau festgelegten Behandlungsablaufs erfasst werden, um dann Regeln für die Zukunft zu erarbeiten, die unter Berücksichtigung des wissenschaftlichen Kenntnisstandes auf Verbesserungsmöglichkeiten hin überprüft werden.

Es wird also ein ganzheitlicher Behandlungsablauf erarbeitet, der in Einzelschritten dargestellt wird. Dadurch ist bei jedem Schritt festgelegt, welche Inhalte vorgesehen sind. Auch mögliche Abweichungen vom „Normalfall" können bereits festgehalten werden.

Behandlungspfade sind in der Integrierten Versorgung inzwischen obligat, da sie Voraussetzung für die Erfüllung von Qualitätsstandards und der ständigen Weiterentwicklung von Behandlungsabläufen sind. Dadurch kann eine optimale Behandlungsqualität und Wirtschaftlichkeit erreicht werden. Zudem sind sie ein geeignetes Instrument um die Kosten jeden Einzelschritts zu erfassen und um dadurch eine Kalkulationsgrundlage für die angebotenen Leistungen zu erhalten.

2.4.3 Qualitätszirkel

Qualitätszirkel sind notwendiger Bestandteil des Qualitätsmanagements, da nur dadurch eine ständige Qualitätskontrolle sowie Weiterentwicklung und Verbesserung der vereinbarten Qualität möglich ist.

In Qualitätszirkeln haben die Leistungserbringer die Möglichkeit, sich mit den übrigen teilnehmenden Fachgruppen/ Kollegen usw. auszutauschen. Durch Darstellung von Fallbeispielen und die Erarbeitung der optimalen Behandlungskette ist der fachliche Austausch geeignet, um eine Kontinuität der Qualität zu erhalten und Verbesserungen zu verabreden. Es findet eine Qualitätskontrolle von objektiv vorhandenen Untersuchungsergebnissen statt, zudem können durch Vorstellung von neuen Studienergebnissen fachliche Fortbildungen usw. durchgeführt werden.

Neben der Steigerung der Qualität durch Fortentwicklung der Prozesse werden die Vertragsteilnehmer motiviert und ständig weiterqualifiziert.

2.4.4 Aufnahme von Garantie-leistungen

Bei bestimmten Eingriffen mit Verwendung von vorher festgelegten Materialien verpflichten sich die Vertragspartner zunehmend unter Qualitätsgesichtspunkten zeitlich befristete Garantien vertraglich abzugeben.

Dies ist zum Beispiel bei Integrationsverträgen zur Hüftendoprothetik zwischenzeitlich schon Standard. Die Operateure garantieren für eine bestimmte Zeit (meist 5 Jahre), dass mit keinerlei Komplikationen zu rechnen ist. Falls dann doch ein erneuter Eingriff erforderlich wird, ist vertraglich festgelegt, dass dieser ohne erneutes Auslösen einer Fallpauschale durchgeführt wird.

Auch im Bereich der Kardiologie verpflichten sich invasiv tätige Kardiologen bei Verwendung von medikamentenbeschichteten Stents zunehmend, während einer vereinbarten Garantiezeit (in aller Regel ein Jahr) bei Auftreten einer Reststenose den erneuten Eingriff kostenfrei durchzuführen. Hier zeigt sich das Fallrisiko der Leistungserbringer – wenn die Komplexpauschale für alle verwendeten Materialien gleich hoch ist (bei der Kalkulation muss der Prozentsatz geschätzt werden, in dem höherwertige Materialien eingesetzt wer-

den müssen) –, ist es angesichts der Garantiezusage das Risiko der Leistungserbringer, welche Materialien sie verwenden.

Es ist aber dringend erforderlich, den Garantiefall vertraglich genau zu definieren und erneute Eingriffe, die etwa durch Verschulden Dritter, Nichteinhalten von Behandlungsvorschriften durch Versicherte, Unverträglichkeiten usw. ausgelöst werden, auszuschließen.

2.4.5 Rückversicherungsmodelle

Mittlerweile werden von Haftpflichtversicherungen für vertraglich vereinbarte Garantieleistungen im Bereich der Integrationsverträge schon Versicherungen angeboten. Ob es sinnvoll ist, einen solchen Vertrag abzuschließen, muss jeder Leistungserbringer anhand des kalkulierbaren Risikos und der zu zahlenden Versicherungsprämie selbst entscheiden.

2.5 Mögliche Fallstricke bei Vertragsverhand-lungen

2.5.1 Exklusivitätsklauseln

In § 140 b Absatz 5 SGB V ist geregelt, dass ein Beitritt Dritter zu Verträgen der Integrierten Versorgung nur mit Zustimmung aller Vertragspartner möglich ist.

Deshalb sollte auf jeden Fall eine Bestimmung im Vertrag aufgenommen werden, aus der heraus sich klar ergibt, ob ein Beitritt weiterer Leistungserbringer oder auch weiterer Krankenkassen nach Abschluss des Vertrags möglich ist. Vorstellbar ist natürlich eine Regelung, die den Beitritt weiterer Vertragspartner generell ausschließt.

Es ist jedoch nicht unbedingt zu empfehlen, eine Klausel dahingehend aufzunehmen, dass z.b. weitere Krankenkassen dem Vertrag nicht beitreten dürfen. Es ist nicht davon auszugehen, dass alle geeigneten Versicherten einer Krankenkasse in der betreffenden Region am Integrationsvertrag teilnehmen, auch wenn durch die Kasse Vergünstigungen angeboten werden. Aus diesem Grunde ist es sicherlich sinnvoll, auch anderen Kassen den Beitritt zu ermöglichen.

Die Vergütung der Integrierten Versorgung wird in der Regel besser sein als in der Regelversorgung – und sei es nur durch Zahlung festgelegter Beträge in Euro und Cent anstatt in Punktwerten und durch schnellere Auszahlung. Diesen Vorteil sollte man möglichst nicht auf wenige Versicherte begrenzen, zumal die Trennung von KV-Abrechnung und „IV-Abrechnung" zu zusätzlichem Verwaltungsaufwand führt, der sich lohnen sollte.

Sinnvoll wäre eine Vereinbarung dahingehend, dass die Vertragspartner gemeinsam entscheiden, ob und welche Krankenkassen oder auch Leistungserbringer dem Vertrag zu einem späteren Zeitpunkt beitreten können.

2.5.2 Vertragslaufzeit

Es ist damit zu rechnen, dass Krankenkassen und Leistungserbringer zur Vertragsdauer unterschiedliche Ansichten haben. Die Krankenkassen werden angesichts der Anschubfinanzierung zunächst nur bis 2006 sicherlich für relativ kurze Vertragszeiten und ebensolche Kündigungsfristen plädieren, während die Leistungserbringer sicherlich an wenigstens mittel- bis eher langfristigen Lauffristen und auch längeren Kündigungsfristen interessiert sind. Dies wird sicherlich auch von den getätigten oder noch anstehenden Investitionen der Leistungserbringer abhängen.

Die Vertragspartner sollten dazu auf jeden Fall akzeptable Kompromisslösungen anstreben, die möglicherweise auch das Risiko der Investitionskosten auf alle Schultern verteilen. Auch sollten die Vertragspartner berücksichtigen, dass erst eine gewisse Mindestlaufzeit die Möglichkeit gibt, aussagefähige Rückschlüsse zur Verbesserung der Qualität und Entwicklung der Kosten zu ziehen und einen sich daraus unter Umständen ergebenden Veränderungsbedarf zu erkennen, der dann umgesetzt wird.

2.5.3 Fälligkeit der Zahlungen und Verzinsung

Die Vertragspartner müssen nicht nur eindeutige Regelungen vorsehen, wie die Leistungen vergütet werden, sondern auch in welchen Zeiträumen dies geschehen soll. Die individuellen Leistungsangebote und die sich sicherlich daraus ergebende unterschiedliche Behandlungsdauer erfordern klare Vereinbarungen, wann Leistungen gegenüber der Krankenkasse abgerechnet werden dürfen. Sofern also kein eindeutig abgrenzbarer Behandlungszeitraum bzw. Eintritt und Abschluss der Integrationsversorgung möglich ist, sollten die Vertragspartner sich auf eine mindestens quartalsweise Abrechnung einigen.

In dieser Vertragsbestimmung sind zusätzlich Vorgaben hinsichtlich der Fälligkeit der Zahlung nach Rechnungsstellung sowie bei unberechtigtem Zahlungsverzug der Zeitpunkt sowie die Höhe der Verzinsung mitzuregeln.

2.5.4 Streitfälle/Schiedsgremium

Wie bereits dargestellt, ist im Falle von Vertragsstreitigkeiten das Sozialgericht zuständig. Von der Klageeinreichung bis zur Verkündung eines Urteils muss bei den Sozialgerichten mit einer Verfahrensdauer von mindestens 2 bis 3 Jahren gerechnet werden, bis zu einer letztinstanzlichen Entscheidung durch das Bundessozialgericht ca. 6 Jahre.

Deshalb ist es sicherlich sinnvoll und anzuraten, im Vertrag eine Bestimmung aufzunehmen, die bei Auseinandersetzungen zunächst die Möglichkeit eines Schiedsgremiums vorsieht. Das Schiedsgremium kann paritätisch mit Vertretern der Vertragspartner besetzt sein, es kann ein neutraler Vorsitzender vorgesehen sein. Die Vertragspartner gemeinsam sollten diesen neutralen Schiedsvorsitzenden auswählen. Dieses Schiedsgremium sollte im Auseinandersetzungsfalle einerseits in der Lage sein, womöglich Jahre andauernde Streitigkeiten vor Sozialgerichten zu vermeiden, als auch vorläufige Regelungen bis zu einer endgültigen Entscheidung zu treffen.

2.5.5 Haftung der Leistungserbringer

Die Haftung in einer Integrierten Versorgung richtet sich nach der Organisation der Leistungserbringer. Treten die Leistungserbringer einzeln als Vertragspartner auf und regelt der Vertrag zur Integrierten Versorgung lediglich die Kooperation und die Behandlungspfade, verbleibt es bei der Haftung des einzelnen Leistungserbringers; für das Verschulden im Rahmen einer ärztlichen Behandlung können die anderen Leistungserbringer nicht herangezogen werden. Anders kann dies aussehen, wenn sich die Leistungserbringer in Form eines Leistungsverbundes zusammenschließen und als einheitlicher Vertragspartner gegenüber den Krankenkassen auftreten. Wenn aufgrund des

Vertrages zur Integrierten Versorgung der Leistungserbringerverbund als einheitlicher Vertragspartner der einzelnen Versicherten auftritt, haftet dieser gesamtschuldnerisch.

Bei Fragen des Organisationsverschuldens im Ablauf einer Integrierten Versorgung kann die Haftung jedoch zweifelhaft werden. Hier sollte in jedem Falle versucht werden, Haftungsregelungen im Vertrag so zu gestalten, dass die Haftung – zumindest im Innenverhältnis – auf den eigenen Leistungsanteil, d.h. auf die Leistungsanteile beschränkt wird, für die der einzelne Leistungserbringer die Verantwortung übernimmt. In jedem Fall muss auf eine Überprüfung der Haftpflichtversicherung – insbesondere im Hinblick auf das Organisationsrisiko – geachtet werden.

gung dargestellt, aber auch Vorteile durch Unterbringung in Ein- und Zweibettzimmern bei stationärer Versorgung usw. Wichtig wird für die Krankenkassen aber auf jeden Fall sein, dass durch die Versorgungsangebote innerhalb der Integrierten Versorgung Kostentransparenz und dadurch die Möglichkeit von Kosteneinsparungen entstehen.

Für die teilnehmenden Leistungserbringer können Integrationsverträge auf jeden Fall Wettbewerbsvorteile bringen. Durch Darstellung von Qualität auf höchstem Niveau, innovativen Behandlungskonzepten, Versorgung aus einer Hand, rascher Terminierung, Angebot von kostenlosen Schulungen und Trainingsprogrammen können sicherlich Versicherte gewonnen werden.

2.5.6 Möglicher Imagegewinn der Vertragspartner bei Versicherten/Patienten

Integrationsverträge werden den Wettbewerb um die Versicherten zwischen den einzelnen Krankenkassen verstärken. Die Krankenkassen werden nicht nur unter Qualitätsgesichtspunkten in der Öffentlichkeit mit dem Abschluss einzelner Verträge werben, sondern sicherlich auch die Vorteile der Versicherten in finanzieller Hinsicht deutlich hervorheben. Überwiegend werden den Versicherten Vorteile durch anteilige Übernahme von Zuzahlungen durch Teilnahme an der Integrierten Versor-

2.5.7 Praxiswert/Abtretungsfähigkeit

Trotz rückläufiger Vergütungen im GKV-Bereich sind die Forderungen von Vertragsärzten bzw. Gemeinschaftspraxen gegenüber der Kassenärztlichen Vereinigung auf Auszahlung des Honorars taugliche Ansprüche, die zur Sicherung eventueller Kredite z.B. für Neuinvestitionen an die finanzierende Bank abgetreten werden können.

Bei einem Nebeneinander von Kollektivvertragssystem und Einzelverträgen werden bei einzelnen Ärzten die KV-Forderungen abnehmen, im Gegenzug dazu werden Forderungen aus Einzelverträgen gegenüber bestimmten

Krankenkassen hinzutreten. Wie die Banken auf derartige Zersplitterungen von Forderungen reagieren werden, ist derzeit – insbesondere unter dem Eindruck von BASEL II – noch nicht absehbar. Die zweite in Basel verhandelte Eigenkapitalvereinbarung der Banken (BASEL II) sieht vor, dass die Banken zu vergebende Kredite je nach Risikoprofil des Kreditnehmers mit Eigenkapital unterlegen müssen. Vor dem Hintergrund von BASEL II prüfen die Banken derzeit verstärkt die Bonität ihrer potenziellen Kreditnehmer. BASEL II sieht allerdings Mittelstandsklauseln vor, so dass die neuen Richtlinien nicht in jedem Falle zu verschlechterten Kreditbedingungen für Freiberufler, somit auch für Ärzte führen müssen.

2.6 Checkliste für ein erfolgreiches Vertragskonzept

- Darstellung des Versorgungsauftrags / medizinischen Versorgungskonzepts
- Erläuterung der zu erreichenden Ziele
- Qualifikationen der Leistungserbringer
- Darstellung der Struktur- und Qualitätsverbesserung gegenüber Ist-Zustand
- Qualitätssicherung (Leitlinien, Qualitätsmanagement, Garantiezusagen)

- Kostenplan der Ist- und Sollzahlen unter Berücksichtigung möglicher Einsparungen
- Behandlungspfad
- Benennung des Geltungsbereichs
- Datenübermittlung
- Teilnahmevoraussetzungen für die Versicherten

2.7 Beispiele für bislang abgeschlossene Integrationsverträge im Jahr 2004/2005

- Im Bereich Chirurgie/Orthopädie:
  - Endoprothetische Versorgung von Hüfte/Knie mit Einbezug von Hausarzt, Facharzt, Krankenhaus von Diagnosestellung, prä- und poststationärer, ambulanter und stationärer sowie rehabilitativer Versorgung mit Garantieleistung
  - Ambulante Operationen mit Einbezug von Hausärzten, chirurgisch tätigen Fachärzten inkl. Vor- und Nachbereitung sowie erforderlichenfalls Physiotherapie/Reha
  - Neurochirurgische Eingriffe an Wirbelsäule oder auch weiterer Operationsindikationen amb./stat. mit Beteiligung von Neurochirurg/Anästhesist/Physiotherapie/Reha
- HNO:
  - Operative Eingriffe im HNO-Bereich mit Beteiligung von Haus-

ärzten, Fachärzten, Klinik zur operativen Versorgung inkl. Vor- und Nachsorge

- Kardiologie:
  - Invasive Diagnostik und Therapie unter Einbezug von Hausärzten, nichtinvasiv und invasiv tätigen Kardiologen, stationärer Versorgung, Garantie für best. Leistungen bzw. Sachmaterialien

Viele Integrationsverträge werden überwiegend im stationären Bereich abgeschlossen. Die niedergelassenen Vertragsärzte sind bislang eher unterrepräsentiert, oftmals werden sie nur für bestimmte Teilleistungen – quasi als Subunternehmer – eingekauft; sie sind weder an der Vertragsgestaltung beteiligt worden, noch sind sie selbst Vertragspartner.

Die tatsächliche Auflösung der Sektoren, vor allem an der Grenze ambulant-stationär, ist bislang in den wenigsten Verträgen erreicht worden. Die geringe Beteiligung der niedergelassenen Vertragsärzte an der Vertragsgestaltung und Einbeziehung als Vertragspartner

der bisherigen Integrationsverträge liegt vermutlich auch daran, dass Vertragsärzte bislang überwiegend nur das Kollektivsystem kannten und sich erst in die neue Rolle als „Verhandlungspartner" der Krankenkassen einfinden müssen. Oft sind sie schon rein logistisch im Verhandlungsprocedere den Krankenhäusern unterlegen. Hier gilt es, mit viel Eigenengagement und sachkundiger Beratung Hindernisse abzubauen und Hemmschwellen zu überwinden.

2.8 Ausblick

Die Integrierte Versorgung hat ein hohes Maß an Freiheit gebracht. Freiheit bedeutet aber auch für Leistungserbringer und Kassen Eigenverantwortung. Es ist zu hoffen, dass die Last der Verantwortung nicht gute Konzepte unterdrückt oder in Bürokratie erstickt.

Die Integrierte Versorgung sollte als das begriffen werden, was sie für alle Beteiligten im Gesundheitswesen bietet – eine Chance.

Stichwortverzeichnis

83